Objective Structured Clinical Examinations

10 Steps to Planning and Implementing OSCEs and Other Standardized Patient Exercises

客观结构化临床考试 (OSCEs)

计划和实施 OSCEs 的 10 个步骤及其他标准化病人的应用

主　　编　［美］Sondra Zabar
Elizabeth Krajic Kachur
Adina Kalet
Kathleen Hanley

主　　译　李海潮

副 主 译　李　岩　周国鹏　林连君

特邀审校　郭丽萍

审　　校　李海潮　李　岩　周国鹏　林连君

译　　者　（按姓名汉语拼音排序）

陈之杰　冯云爱　高　畅　龚　潘　黄辰炜　那日格勒
潘玉雪　塔拉提　王晓庆　徐　潇　于冰心　越　雷
钟伟龙　周　玲

校　　对　（按姓名汉语拼音排序）

樊　勇　孙月明　赵酉璐

北京大学医学出版社

KEGUAN JIEGOUHUA LINCHUANG KAOSHI (OSCEs): JIHUA HE SHISHI OSCEs DE 10 GE BUZHOU JI QITA BIAOZHUNHUA BINGREN DE YINGYONG

图书在版编目（CIP）数据

客观结构化临床考试（OSCEs）：计划和实施 OSCEs 的10 个步骤及其他标准化病人的应用/（美）桑达·扎巴（Sondra Zabar）等原著；李海潮主译. —北京：北京大学医学出版社，2018. 6

书名原文：Objective Structured Clinical Examinations：10 Steps to Planning and Implementing OSCEs and Other Standardized Patient Exercises

ISBN 978-7-5659-1778-3

Ⅰ. ①客… Ⅱ. ①桑… ②李… Ⅲ. ①临床医学－资格考试－自学参考资料 Ⅳ. ①R4

中国版本图书馆 CIP 数据核字（2018）第 065867 号

北京市版权局著作权合同登记号：图字：01-2017-7732

Translation from the English language edition：
Objective Structured Clinical Examinations
10 Steps to Planning and Implementing OSCEs and Other Standardized Patient Exercises
edited by Sondra Zabar，Elizabeth Kachur，Adina Kalet and Kathleen Hanley

客观结构化临床考试（OSCEs）：计划和实施 OSCEs 的 10 个步骤及其他标准化病人的应用

主　　译：李海潮
出版发行：北京大学医学出版社
地　　址：（100191）北京市海淀区学院路 38 号 北京大学医学部院内
电　　话：发行部 010-82802230；图书邮购 010-82802495
网　　址：http://www.pumpress.com.cn
E - mail：booksale@bjmu.edu.cn
印　　刷：中煤（北京）印务有限公司
经　　销：新华书店
责任编辑：赵　欣　　**责任校对**：金彤文　　**责任印制**：李　啸
开　　本：787mm×1092mm　1/16　　**印张**：6.75　　**字数**：151 千字
版　　次：2018 年 6 月第 1 版　2018 年 6 月第 1 次印刷
书　　号：ISBN 978-7-5659-1778-3
定　　价：40.00 元

原著者

Lynn Buckvar-Keltz，MD Offi ce of Student Affairs，New York University School of Medicine，New York，NY，USA

Angela Burgess Program for Medical Education Innovations and Research，New York University School of Medicine，New York，NY，USA

Colleen C. Gillespie，PhD Department of Medicine，Division of General Internal Medicine，New York University School of Medicine，New York，NY，USA

Kathleen Hanley，MD Department of Medicine，Division of General Internal Medicine，Section of Primary Care，New York University School of Medicine，New York，NY，USA

Ronald M. Harden Association of Medical Education in Europe（AMEE），Dundee，Scotland，UK

Julia Hyland Bruno Program for Medical Education Innovations and Research，New York University School of Medicine，New York，NY，USA

Elizabeth Krajic Kachur，PhD Medical Education Development，National and International Consulting，New York，NY，USA

Adina Kalet，MD，MPH Department of Medicine，Division of General Internal Medicine，Section of Primary Care，New York University School of Medicine，New York，NY，USA

Mack Lipkin，MD Department of Medicine，Division of General Internal Medicine，Section of Primary Care，New York University School of Medicine，New York，NY，USA

Jennifer Ogilvie，MD，FACS Department of Surgery，New York University School of Medicine，New York，NY，USA

Barbara Porter，MD，MPH Department of Medicine，Bellevue Hospital Center，New York，NY，USA

Linda Tewksbury，MD Department of Pediatrics，New York University School of Medicine，New York，NY，USA

Sandra Yingling，PhD Offi ce of Medical Education，New York University School of Medicine，New York，NY，USA

Sondra Zabar，MD Department of Medicine，Division of General Internal Medicine，Section of Primary Care，New York University School of Medicine，New York，NY，USA

中文版前言

医学教育从上世纪初到现在经历了几个重要的阶段。1910 年以 Flexner 报告为标志，医学教育开始了第一代革命，使课程的设置科学化。1969 年，在加拿大的 McMaster 大学诞生了基于问题的学习（problem-based learning，PBL），和课程融合一起，成为第二代医学教育革命的特征，我们必须改变学习方法以应对知识和技能的快速发展。2010 年，以 *Lancet* 上发表的“21 世纪医学教育展望报告”为标志，第三代医学教育改革已经到来，这次改革重要的核心特征之一，就是胜任力导向的医学教育。胜任力导向医学教育的概念源于毕业后医学教育，是对专科医师（或全科医师）能力特征的描述或者培养目标的描述，并依次确定相应的培训和评价方法，目的在于规范优秀医师的培训。最早的毕业后医学教育胜任力模型是 1996 年加拿大皇家内科与外科医师学院所采用的 CanMEDs（加拿大专科医师培训指南），2000 年后，美国的毕业后医学教育认证委员会提出了“六大核心胜任力”。目前，这些胜任力模型在各自的国家均已被广泛采用。胜任力导向的医学教育在我国方兴未艾，尚有很大的进步空间，也是目前所推行的住院医师规范化培训制度内涵的核心特征之一。胜任力导向的医学教育要求对专科医师（住院医师）的能力进行合理的评价，在这种情形下，大家逐渐开始接触形成性评价（formative assessment）和终结性评价（summative assessment）的理念和方法，并将其付诸实践。对学习者而言，前者发生在培训过程中，通过准确评价学习者的能力，并进行及时反馈，帮助学习者了解自己的能力情况，并进行有针对性的改进，最终达到培训的要求。后者是阶段性的评价，常常以分数或通过与否判定学习者是否完成了某一阶段的培训任务。最重要的终结性评价就是执业医师资格考试，只有通过该考试，学习者才可以获得相应的执业资格。北美地区美国的三阶段执照考试、加拿大的两阶段执照考试，以及专科医师和全科医师资格考试均属于终结性评价。随着胜任力导向医学教育的开展，大家对终结性评价中的能力考核有了更多的方法和要求，对培训质量的提升起到了重要的促进作用，其最重要的形式就是客观结构化临床考试（objective structure clinical examination，OSCE），也就是本手册所介绍的内容。OSCE 在上述执照考试和资格考试中均有采用，被认为是能力评价的重要标准，是整个考试的有机组成部分。而本书所述及的标准化病人（standardized patient，SP）则是上述两种评价方式中的重要元素。

OSCE于20世纪70年代诞生于苏格兰的邓迪大学，其对能力评估的优势很快为大家所认识，并于70年代晚期到80年代在许多国家开始应用。随着OSCE在20世纪90年代先后成为加拿大和美国等国家全科医师资格考试和医师执照考试的内容，OSCE得以更快地发展和推广。我国最早的OSCE应用是在1993年，由美国中华医学基金会（China Medical Board，CMB）资助，在中国医科大学等3所医学院进行试点。我国第一次大规模的正式OSCE是在2003年10月。当时的情况是，CMB于1999年资助成立了国际医学教育协会（Institute for International Medical Education），经过3年的工作，该协会于2002年提出了全球医学教育最基本要求（Global Minimum Essential Requirement in Medical Education，GMER）以指导全球范围内的医学教育实践。CMB打算在不同的国家通过OSCE进行GMER的项目测试研究，在中国共有8所医学院校参加。2003年9月底，时任CMB主席的M. Roy Schwarz博士亲自来北京大学第一医院（简称北大医院）做动员。他风趣地说“再过2周，世界上将会有2件载入史册的事情发生，一个是中国的载人航天飞行，另一个就是我们在全球范围内开展的“OSCE”。那是我们第一次接触OSCE，第一次招募SP并进行剧本撰写和评分表制作，以及对SP进行培训。当时的OSCE考试包括长站和短站，超过10站，除6站使用SP外，还有技能操作、文献检索和辅助检查判读等。考试在周末进行，地点在当时医院门诊一楼的内科诊室。那时候周六、周日还是休息时间，为我们的大规模考核提供了空间。考试内容包括内、外、妇、儿、精神科疾病的SP问诊和交流，我们所采用的SP和考官模拟病人，除模拟抑郁症的是我们自己的大夫外，其他的SP都是我们自己培训出来的。考试的时候，SP的表现的确让大家对其模拟临床的程度感到惊讶。北大医院的SP就是从那个时候一直延续下来，并逐步发展壮大，其应用也从开始的正式考试，到用于学生和其他人员的培训。2008年，当北京市统一进行住院医师资格考试时，北大医院内科作为组长单位，率先使用了SP。当时关于是使用SP还是真实病人大家意见并不一致，为了鼓励探索更好的考核模式，允许不同基地分别使用SP和真实病人的两种考核形式并存，这种情况还持续了很长一段时间。现在所有的内科考试基地都应用SP进行考试。更令人高兴的是，我们承担了国家执业医师资格考试两段式考试的论证研究和考核方案设计，当初我们曾力主在分段式考试中采用SP代替目前的以纸笔考试考核病史采集的形式。虽然开始存在分歧——主要是关于成本和标准化的担忧——后来在领导的坚定支持下，SP终于进入实证研究的正式方案阶段。目前随着两段式实证方案的不断推进，SP得到了越来越多的肯定，并在很多医学院校开始实际应用，SP 的培训和应用也越来越规范。整体而言，虽然我们在 SP 和 OSCE 方面取得了长足的进步，但是，离更加标准而高质量的 SP 培训和 OSCE 尚有距离，我们目前的正式 OSCE 中使用 SP 的站点很少有超过 3 个的，更多的站点仍然是基本技能操作的模拟考核和辅助检查判读。这样的考核虽然显得更为全面，但是没有更好地突出能力的测试，因为其中的技能操作和辅助检查判读更多的是属于基本要求，应该更多地在过程评价中完成，将 OSCE 更多地留给能力测试。因此，如何更好地利用 SP，利用 OSCE 这样的考试形式助推我国医学院校教育和毕业后医学教育水平的提升，是我们应该积极思考和有所行动的。

SP 是 OSCE 成功的关键所在，培训和使用 SP 的过程本身就是对生物-心理-社会医学模式加深理解的过程，是对医生交流能力、健康教育、职业精神等胜任力深入理解的过程，有助于很好地对医学教育中人文部分。这本手册的编写团队具有开展 SP 培训和 OSCE 的丰富实践经验，他们对相关教育和评价理论的掌握和运用给我们更好地理解和实践 OSCE 提供了可资学习和借鉴的宝贵经验。书中丰富的表格和关于培训的计划、组织、实施和评价的细节，不但可以深化大家对 OSCE 的理解，同时为具体实施提供了非常重要的帮助，是作者集多年实践、探索和积累的心血之作，这种无私的分享非常值得我们尊敬和学习，在此向作者致以崇高的敬意，并衷心期待这本手册能为推动我国 SP 培训和应用水平的提高，以及 OSCE 更加科学、更高水准地开展发挥作用。

北大医院的研究生们为本书的翻译做了大量的工作。李岩、周国鹏、林连君大夫做了细致的校对。郭丽萍老师对翻译进行了指导。王颖、张皓老师进行了精心的组织。感谢他们对本书翻译工作的贡献。由于本书涉及较多医学教育的专业知识，尽管经过了仔细的推敲和请教，难免出现错误和疏漏，不足之处请大家多提宝贵意见，以备再版时进一步修改完善。

李海潮

2018 年 5 月

原著序

20世纪60年代末期，作为一名临床教师和考官，我面临着两难境地。在英国，学生若想毕业并获得医学学位，必须要通过最后一个决定性的临床考试。然而这种考试方式却受到了越来越多的质疑，质疑者认为这种考试并不可靠，只是对考生的临床能力进行了有限度的考查。论述题形式的笔试也受到类似的批评。而多项选择题（MCQ）则因其可靠性更高、知识评价更全面而被引入。但在我看来，能正确作答MCQ并不意味着该学生一定具备了成为一名好医生所必需的技能。无论采取何种考试形式，本质上都应该是对临床能力的评价。因此，客观结构化临床考试（objective structured clinical examinations，OSCEs）作为一种灵活的考试方法得以发展，它使客观而全面的临床能力评价成为可能。

OSCEs得到了教师、考官、课程开发者、教育工作者以及学生们的青睐。过去的40年中，OSCEs成为临床能力评价的金标准。这些年来，已发表的OSCEs研究论文有1000多篇。我们对OSCEs的实践和理解日益深刻，包括其对学习结果的评价、应用目的、如何在多个场景中考查不同数量的学生、如何计划和安排考试、考官在考试中的作用、在考试中如何利用包括标准化病人在内的病人、站点类型的设置、如何评分及具体评分标准、如何向学生提供反馈等。

关于不同临床专科OSCEs考试的书籍有许多，评价了一系列不同学习的结果。本书为初次接触OSCEs的教师和学生提供了有关OSCEs方法的概述，同时向读者传达了我们所理解的OSCEs蕴含的基本原则以及这些原则在OSCEs具体实践中是如何发挥影响的。本书精心编写，对于经验丰富的考官同样具有参考价值，可以提高他们对OSCEs方法的理解，以及如何使OSCEs的效益最大化。

随着医学教育转向结果导向的教育（outcome-based education）和基于胜任力的评价（competency-based assessment），更加个性化和灵活的学习，包括模拟教育在内的教育技术更广泛的应用，对学习和评价的真实性提出了更高的要求，OSCEs作为一种重要的评价工具，和包括轮转记录档案及工作场所评价在内的其他评价方法一起，应用于临床技能的评价。对医学生和医师的能力进行评价几乎是教师、培训者乃至所有卫生专业人士所面对的最重要的责任。Zabar、Kachur、

Hanley 和 Kalet 博士编写的这本书可以使他们更有效并更高效地履行职责。

Dundee，UK

Ronald M. Harden

OBE，MD，FRCP（Glas），FRCS（Ed），FRCPC

原著前言

对于那些希望为培训对象制订与时俱进的表现评价方案的医疗卫生行业的教育者来说，本书无疑是一本实用手册。

为什么要花大力气做好此事？为什么要不厌其烦地选择需要评价的能力、撰写并测试案例、招募并训练标准化病人（standardized patients，SPs）、制订标准、安排大量学生每年多次分批完成每站15分钟的多站式考试？简言之，没有更好的方法可以去评价医务人员所应具备的、病人所依赖并期待的那些专业技能。虽然通过MCQ可以对临床知识进行可靠而有效的测试，但知识并不能直接转化为临床技能。因为医学生必须学习如何整合并利用他们所学到的知识，同时学习交流、专业素养、伦理、推理判断和体格检查，所以需要利用从形式和情感两方面都能模拟医生-病人实际接触情况的OSCEs进行评价。

本书最初是内科住院医师项目委员会主任协会年会上一次非常成功的SP项目工作坊的讲义。与会者对其提供了有益的补充，并希望能够出版。这也使我们意识到，虽然人们已经开始争论在医师培训中开展SP评价的合理性，但是在如何设计OSCEs案例、招募并和培训SP、管理流程及其他关系到OSCEs成败的诸多细节上，并没有现成的资料可供参考。本书则填补了这一空白。

本书的作者都是我所创立并领导的纽约大学/贝尔维尤全科医学住院医师项目的合作伙伴，他们在医学教育方面经验丰富、具有奉献精神、在学术上积极进取，这使得他们能够编写出这样一本手册。从20世纪80年代后期开始，我们就开始在医学生和全科内科住院医师项目的“学做医生课程”（doctoring course）中使用SP。到2000年，我们开始大规模地将SP用于形成性和终结性教育实践中，涵盖不同的培训水平和不同的专科，包括老年病学、妇女和移民健康以及药物成瘾等。接下来，我们先在多机构健康交流梅西创意项目（针对医学生）中进行了用于评价交流能力培训质量OSCEs的研究，随后又将其用于由疾病控制中心和美国医师协会（包括医师、护士及助理医师）联合资助的生物恐怖主义灾难预案项目中心理社会方面的培训评价。我们还开发了免费的刚入学和三年级末医学生的临床接诊能力评价，以便能了解刚进入医疗卫生专业的新人们的临床技能是如何提高的。20世纪中期，我们开始在住院医师项目中使用隐藏身份的标准化病人，以了解我们在OSCEs中所评价的那些能力是如何转化成真正的临床实践的。目前，我们的医学生在校期间会接触 40 个以上的 SP 案例，而全科医师在 3 年培训期间会遇到 45 个 SP 案例。这些病例的应用从单纯为学习目的而设计的形成性评价，包括即时反馈和详细的分析讲解，到决定性的终结性评价。这些经验使得我们能够对一个好医生进行多维度的测试（如准备、交流、临床推理、时间管理、预防医学、错误防范和管理），并且与可控环境中真实病人的复杂程度和真实临床实践中的紧急情况非常接近。

经过最初对 OSCEs 理念的抵制，医学生和住院医师们很快表达了他们对 OSCEs 所提供的能在安全环境中执行复杂任务机会的认可。尽管现在仍有学生对 OSCEs 感到焦虑，但 OSCEs 已经颇受欢迎，并且被视为非常有价值的教学工具。住院医师们对 OSCEs 非常认可，认为其能有效利用时间，同时是绝佳的学习经历。参加 OSCEs 的教师——包括进行案例开发、观察并提供反馈及讲解的人，报告说他们从这些直接观察机会中受益匪浅，并且调整了自己对培训对象的预期。负责临床工作的领导者们对于我们积极致力于解决一系列重要问题，如交流、病人安全、病人能动性等做法表示赞赏。许多和我们密切合作的演员们也都认为，无论是从个人角度还是专业角度，都感觉他们在从事一项非常有意义的工作。在全科内科住院医师项目中，每年一整天的 OSCEs 不仅是住院医师项目评估和住院医师评价的核心特征，而且也成为住院医师、员工和教师们一次重要的聚会。

目前，OSCEs 用于美国及其他地区大多数医务人员的训练。OSCEs 应用于评价知识、技能、专业素养、道德行为、体格检查技能，以及应对困难病人、具有不同文化背景的病人，或是病人电话咨询以及和病人家属进行交流的能力。OSCEs 既可以评价简单过程（学员建议病人戒烟），也可以评价非常复杂的过程（如新手是否具有通过翻译告知母语为非英语的病人家属病人的意外死亡，以及需要进行尸体解剖等）的能力。

经过不懈努力，我们在确保培训出来的医生具有在快速发展的医疗环境中行医能力这个方面取得了很大的进展。但要做的事情还有很多。新的课程需求每年都在出现，在此列举最近新增的一些课程，包括跨专业教育、病人安全、基于系统的临床实践、信息学、灾害医学等。而内容丰富、形式灵活的基于 SP 的 OSCEs 使我们能够既严谨又灵活地应对这些新课程及其评价所带来的挑战。开发和实施 OSCEs 是一项兼具高度创造性和学术性的工作，需要一批教育工作者通过艰苦的努力就教学重点达成一致，并制订评价培训对象表现的标准。这个过程之所以是学术性的，是因为在开发 OSCEs 时，不可避免地要发掘医务工作者的医疗专业能力及其培训中目前尚无定论的重要问题。而 OSCEs 可以对其中许多问题进行回应。基于上述原因，我们觉得这项工作充满了乐趣和美丽的智慧。在本书中，Zabar、Kachur、Hanley和Kalet博士与大家分享了我们这些来之不易的经验，可以使您少走很多弯路，能够更加直接地感受到这项工作的乐趣和意义。如果有需要，您可以致电我们、前来参观、观看正在进行的OSCEs或组织工作坊。我们随时准备提供帮助。

Mack Lipkin 博士

纽约

原著致谢

首先，我们要感谢过去10年来参加OSCEs的数千名纽约大学的医学生，同时要感谢数百名来自纽约大学医学院全科医学、内科各亚科、外科、骨科、麻醉科和妇产科的住院医师和住院总医师们，他们相信我们所引入的SP考试有教育价值并且意义重大。除了本书的作者，我们还要深深地感谢参与了案例撰写、观察和评价学员、培训了无数SP及开展了教师发展活动的来自纽约大学内科学/全科医学学院许多富于创造性和奉献精神的同事们，特别是David Stevens、Jennifer Adams、Richard Greene、Robert Caldwell、David Coun、Leslie Cheung、Judith Su和Carrie Mahowald。特别感谢Ellen Pearlman和Judith Brenner，他们设计了工作坊，其内容正是这本书中内容的前身。感谢Michael Yedidia最开始所制订的OSCEs核查表。感谢慷慨应允阅读终稿并且提出了对改进本书极有价值的反馈建议的维也纳医科大学的Martin Lischka、卡罗林斯卡研究所的Charlotte Leanderson等、国家骨科医学考官委员会的Erik Langenau。这些年来，OSCEs的每一次成功都要感谢我们的专家组成员：优秀的Marian Anderson、Amy Hsieh、Regina Richter、Julianne Cameron、Lindsey Disney、Ivey Overstreet和Katherine Miller。此外，在过去10年来为我们的项目培训了数百名SP的Ari Kreith值得获一个奥斯卡奖。我们十分幸运能够在加弗努尔医疗服务公司、贝尔维尤医院中心及纽约大学内科和全科医学学院及其医学教育办公室工作，这些机构非常重视为医疗所提供的教育，他们从一开始就全力支持本项目，免费为我们提供场地和其他资源。最后，我们要感谢这么多为医学教育改革而和我们并肩奋斗的标准化病人们。

目　录

简　介

Introduction

1

Sondra Zabar，Elizabeth Krajic Kachur，
Kathleen Hanley，and Adina Kalet

如何使用这本书

开展客观结构化临床考试（OSCEs）或其他标准化病人（SP）的练习可能并非轻而易举，但这种基于实践的学习和评价将使医疗领域未来的从业者以及未来的病人们受益！——这使这项工作的价值得以彰显。这也是我们写这本书的原因。我们希望本书所提供的系统性方法会使更多的人更容易地参与到开展OSCEs或类似的运用SP的练习中。如第2章（我们的"10个步骤"）中的路线图所示，整个过程既切实可行又十分有益。

SP和OSCEs在当代医疗卫生专业教育的所有学科和连续性培训中发挥着越来越大的作用。它们是高质量教学（形成性评价）与基础和高级临床技能（终结性评价）评估的重要教育工具。在住院医师项目评估中越来越多地应用OSCEs对课程干预所带来的影响进行测试。

世界各地的执照颁发和认证机构都在使用OSCEs和SP。例如，美国毕业后医学教育认证委员会（Accreditation Council for Graduate Medical Education，ACGME）已经将其作为评估工具箱中的关键方法（ACGME/ABMS联合倡议2000）。美国国家医学考试委员会（National Board of Medical Examiners，NBME）将OSCE作为执照考试的一部分（www.usmle.org/step-2-cs/）。这些努力使得医疗卫生行业的教育者能更好地履行他们对社会的义务。

很多机构都有复杂的临床技能中心，但也有很多机构没有。写这本书是因为我们有着20年的OSCEs经验，但我们并没有临床技能中心——周末，我们在空着的教室或诊所，利用训练有素的演员和精心设计的临床情景进行考试。我们在多学科和跨专业合作方面有着丰富的经验。通过这项工作，我们对设计和实施OSCEs的方法进行了精细的改进。无论学员小组规模大小，这本书都可以帮你做得一样好。尽管OSCEs是资源密集型工作，但各方面的收益会使这些投入物有所值。

组织OSCE的工作量很大，与其他大多数教育项目一样，需要有执行力很强的领导。需要很多人进行设计、准备、实施和评价。成功地进行OSCE会推动教育事业蓬勃发展。因为它能使教师、学员和其他员工朝着同一个方向努力。OSCE还能产出有意义的经验和有用的数据。尽管有压力与风险，但绝大多数人在开展OSCE之后会重新认识到其内在的价值，并感到丰富了自己。

在本章的其余部分，我们对重要的术语进行了定义，并且回顾了OSCE和SP的

历史及目前的应用现状。第 2 章是详细而全面的 OSCE 设计和实施过程的 10 个步骤。在每部分的末尾列出了最佳实践或指南。第 3 章和第 4 章主要是针对出现的问题。第 3 章主要介绍了好的 OSCE 数据的预测价值，以及如何帮助需要补考的学员。第 4 章从培训的内容中跳出来，探讨了如何在临床情景中使用隐藏身份的标准化病人（unannounced SP，USP）实现更“真实”的评价。本书后面的附录包含所有的空白样表、OSCE 案例、核查表样表和一些必要的其他资料。

定义

标准化病人（SP）是指能够稳定表现特定临床案例的个体。通常他们并不是真的罹患所扮演案例的疾病。相反，他们模拟临床情况只是为了培训和评价。1963 年，Howard Barrows 将标准化病人用于医学教育，当时被称为“程序化”病人（Barrows and Abrahamson 1964），反映了教育者为了达到课程或评价要求塑造场景的能力。20 世纪 80 年代，开始普遍使用“模拟病人”这个术语。随着在评价中越来越多地使用，以及控制考试影响因素的相关需要，大家逐渐更经常地使用“标准化病人”这个名词，尤其是在北美。

OSCE 是指学员在一系列限定时间的“站点”中进行轮转的训练或评价项目。通过每一个站点内和 SP 的接触，要求所有学员完成一致的特定性任务。学员的表现通过预先设计好的评价标准进行标准化评价。图 1.1 显示了学员在 10 站 OSCE 中所遇到的 SP。

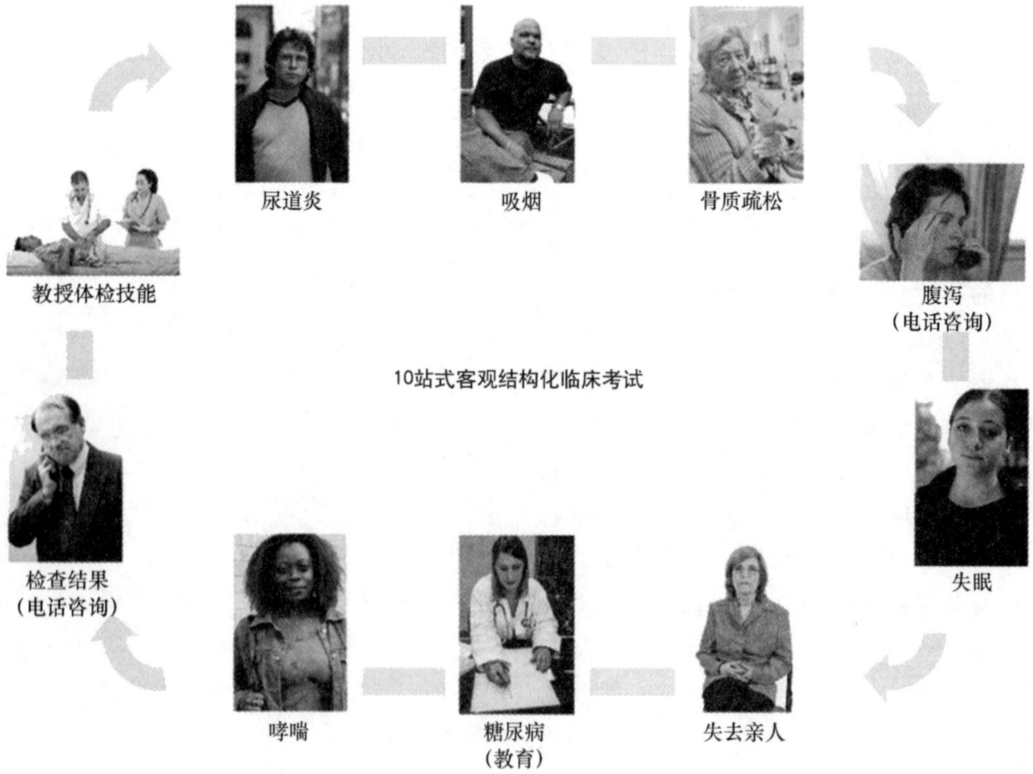

图 1.1 10 站式客观结构化临床考试：学生根据标准化病人环路图进行分站考核

SP 和 OSCE 的历史和现状

1963 年，在洛杉矶南加州大学任职的 Howard Barrows 在见习教学时雇佣了一名健康的女性来模拟罹患多发性硬化的半身瘫痪病人。这开创了将 SP 用于医学教育的先河（Barrows and Abrahamson 1964）。20 世纪 70 年代初，美国亚利桑那大学的 Paula Stillman 使用模拟妈妈教授问诊技巧。她制作了亚利桑那临床面试评价量表（Arizona Clinical Interview Rating Scale，ACIR）（Stillman et al. 1977），有些 OSCE 至今还在使用这个量表。我们可以将 Barrows 和 Stillman 视为将 SP 用于医学专业教育全球运动的发起人。

1992 年，美国医学院校协会（Association of American Medical Colleges，AAMC）组织了全国的 SP 共识会议（Anderson and Kassebaum 1993）。从那以后，SP 的应用领域进一步扩大，并且 SP 的应用开始规范化（Adamo 2003）。2001 年，标准化病人教育者协会（Arizona of Standardized Patient Educators，ASPE）成立，创办了致力于 SP 工作和研究的专业人士的国际网络。通过年会、论坛和网站（www. aspeducators. org）等平台给大家提供进行资源交流（如病例、SP 联系方式、参考文献、模拟体征的印模技术）的机会，并制订了最佳实践指南。

OSCE 于 20 世纪 70 年代早期诞生于苏格兰邓迪大学。Ronald Harden（见本书序）和他的同事发表了第一篇关于多站式考试的文章（Harden et al. 1975）。1983 年 9 月，位于加尔维斯顿的德克萨斯州立大学医学院（UTMB）的 Emil Petrusa 和他的同事第一次给大约 140 名内科见习学生安排了 OSCE。考试包括 17 对站点，共计 34 个站点，每站 4 分钟。1984 年秋，在美国医学院校协会年会上介绍了这次考试（Petrusa et al. 1984）。2 年后的 1986 年春，这本书的一位共同主编（Kachur，后来在爱因斯坦医学院任职）组织了纽约地区的第一次 OSCE。其他早期开展 OSCE 的机构还有南伊利诺伊大学（SIU）和马萨诸塞大学（UMass）。世界范围内很多国家的开展第一次 OSCE 的时间是在 20 世纪 70 年代后期到 80 年代早期，包括加拿大、澳大利亚、荷兰、爱尔兰、瑞典和南非。

20 世纪 90 年代，梅西（Macy）基金会资助了一个包括 28 家美国医学院校在内的 6 个地区的全国协作组，以促进基于表现的考试。这一创举促成了大约 30 篇文章的发表，推动了以下几个方面的进展，包括案例编写、分级评价和评分、考试对课程的影响、SP 表现的质量控制和 SP 与教师观察员评分的比较等（如，Morrison and Barrows 1998；Yedidia et al. 2003）。

20 世纪 90 年代，外国医学毕业生教育委员会（Educational Commission for Foreign Medical Graduates，ECFMG）对基于表现的考试越来越有兴趣，因为这种考试可以对国际医学毕业生（international medical graduates，IMGs）的临床能力和英语水平进行恰如其分的测试。这强化了 OSCE 的试点，进一步拓宽了其应用领域（Sutnick et al. 1993）。1998 年，ECFMG 在宾夕法尼亚的费城创建了一个安全评价中心，要求每一个想参加美国毕业后培训的 IMG 都要接受临床技能评价（clinical skills assessment，CSA）。6 年后的 2004 年，美国国家医学考试委员会（NBME）在全国范围内相继成立了 5 家考试中心。此后，所有的美国医学院校毕业生和所有的 IMG 都必须参加美国医学执照考试第二阶段的临床技能考试（US medical licensing examination，USMLE；www. usmle. org/step-2-cs/）。同年，国家骨科医学考试委员会组织了第一次基于表现评价的综合骨科医学执照考试第二阶段考试——（COMLEX-USA Level 2-PE，www.nbome.org/comlex-pe.asp? m＝can）。第一届加拿大医学资格考试委员会（第二阶段）于 1992 年成立（MCCQE Part Ⅱ，www.mcc.ca/en/exams/qe2/）。表 1.1 比较了 USMLE 第二阶段临床技能考试、美国综合骨科医学执照考试第二阶段考试和 MCCQE 第二阶段考试这三个并存执照考试的 OSCE。

总之，美国并不是最早采用 OSCE 的国家之一。例如，加拿大的国家家庭医师资格执照考试（www.cfpc.ca/FMExam/）早在 1970 年就开始了（Lamont and Hennen 1972），并且开始就同时用英语和法语两种语言。自从英国开展 OSCE 以后，英联邦国家和联合国共同促进了 OSCE 在全球范围内的传播。OSCE 藉此从加拿大传到了美国。更多关于 OSCE 的历史可查阅 Brian Hodges（2009）的《考试社会史》（*Social History of the Exam*），其中探讨了考生表现的论述、心理测量和已开展的 OSCE 是如何推动这种教育方法发展的。

目前全球许多培训项目广泛地应用 SP 和 OSCE 进行学员能力的终结性评价，而且越来越多的项目利用 OSCE 进行课程干预评价。OSCE 曾被用于招录筛选的工具（Harris 2011）。有许多考试内容是在 OSCE 的帮助下完成的。这些内容包括复杂沟通、体格检查、操作技能等，如文化能力（Zabar et al. 2006；Aeder et al. 2007；Altshuler & Kachur 2001）、遗传学（Altshuler et al. 2008）、胃肠病学（Chander et al. 2009）、药物滥用（Parish et al. 2006）和教学技巧（Zabar et al. 2004）等。与其他评价相结合，SP 和 OSCE 可用于教育和评价学员，保证他们的临床胜任力（Kachur 2007）。

SP 和 OSCE 如何满足国家对胜任力测试指南的要求？

如表 1.2 所示，每个 OSCE 站点都可以对医学生、毕业生和继续医学教育等对象的多个胜任力进行评价。在过去的几年里，越来越倾向于将 ACGME 的核心胜任力（2001）作为美国医学教育连续统一体的标准。其他国家建立了相似的胜任力框架，而 OSCE 则通常被视作有效且高效的教育和评价工具。

加拿大专科医师医学教育方向（CanMEDs）是加拿大皇家内科与外科医师学院（RCPSC）创建的模型。CanMEDs 诞生于 1996 年，并于 2005 年更新。它将医生的职责表述为医学专家所应具备的 6 个核心角色特征的集合体：交流者、合作者、管理者、健康促进者、学者和专业素养（RCPSC 2005）。CanMEDs 的应用早已跨越加拿大的国界。多年来从不同的 OSCE 报道都可以看见这一框架的影子（如，Jefferies et al. 2007；表 1.2 展示了 CanMEDs 胜任力框架和其他地区所采用的胜任力框架是如何匹配的）。

在欧洲，对医学教育协同的最新成果是两个水平的医学院校教育结构调整项目（Tuning Project）（医学），要求所有医学院毕业生，无论来自于欧洲的哪个国家，都必须具备 12 项核心能力，以及容易通过 OSCE 站点进行评价的特定的可以表现的胜任力（Cumming and Ross 2008）。

世界范围内，医学教育正从基于时间的教育（即需要几个月或几年的固定时间完成培训）努力向基于胜任力的教育（即必须具备某些胜任力才能开始下一阶段的培训）转变。无论使用何种胜任力框架，OSCE 都可以评价多种核心胜任力，因此，其未来会成为更重要的评价工具。

表 1.1 美国和加拿大基于表现的执照考试（医学院本科生最后一年或毕业后第一年）

考试名称	开始年份	国家机构	OSCE 结构	关键部分	分数和报告
美国医学执照考试临床技能 2 阶段	2004	● 全年 ● 5 个区域考试中心 ● 中心的标准化病人培训人员和标准化病人 ● 多个考试版本	● 12 个分级站＋？探索站 ● 每站 15 分钟＋15 分钟患者病情记录 ● 由标准化病人评价表现，医生评价病情记录	1. 临床综合表现（例如病史采集、体格检查、资料收集） 2. 人际交流和沟通技巧（信息收集/分享，建立融洽关系） 3. 英语水平	● 每位应试者三个部分必须都合格
综合骨科医学执照考试 2 阶段——操作水平评估[a]	2004	● 全年 ● 1 个国家考试中心 ● 中心的标准化病人培训人员和标准化病人 ● 多个考试版本	● 12 个分级站＋2 个探索站 ● 每站 14 分钟＋9 分钟病情记录 ● 由标准化病人评价、表现医生对上一站的记录和整骨推拿治疗（通过录像带）进行评价	1. 医患沟通和专业素养 2. 数据收集（例如病史采集、体格检查） 3. 记录，总结病人情况 4. 骨病治疗原则和整骨推拿治疗	● 每站的分数可以互相补偿，但应试者必须通过人文区（只有标准化病人评价）加上生物医学/生物力学区（标准化病人和医生共同评价）
加拿大资格考试医学委员会第二阶段	1992	● 春季和秋季 ● 多个大学考点 ● 当地的标准化病人培训人员和标准化病人 ● 多个考试版本	● 12 个分级站＋2 个探索站 ● 每站 10 分钟或 5 分钟＋5 分钟书写任务 ● 医生在房间里进行评价	1. 资料收集（例如病史采集、体格检查） 2. 与病人互动 3. 解决问题与决策 4. 法律、道德和组织问题	● 每站价值等同 ● 参照标准

[a] 骨科学（勿与脊柱推拿疗法混淆）相当于对抗疗法，除了更关注基本医疗、和神经肌肉骨骼疾病外，包括整骨推拿治疗（OMT）（搜索网站 www.aacom.org）

表 1.2 建立 OSCE 站点的国家和国际胜任力标准的潜在覆盖范围（改编自 Kachur 2007）

可能的标准化病人和站点情景	院校医学教育（美国医学院校协会医学人才培养目标研究 1998）					
	医生必须熟练	医生必须无私		医生必须知识渊博	医生必须忠于职守	
	毕业后医学教育（ACGME 2001）					
	病患照护	人际交流和沟通技巧	专业素养	医学知识	基于实践的学习和改进	基于系统的实践
	继续医学教育（IOM 2003）					
	提供以病人为中心的照护			采用循证实践	应用质量改进；利用信息学	在跨学科的团队工作
	国际标准（加拿大皇家内科与外科医师学院 2005）					
	健康倡导者	交流者	专业人士	学者	管理者	合作者
病人以没有差别的问题开始检查的人（例如疲劳、咳嗽）	X	X	X	X		X
预防咨询（例如戒烟、免疫接种）	X	X	X	X		X
与病人讨论慢性疾病管理	X	X	X	X		X
实验室结果的电话随访（例如胆固醇测定、结核菌素试验）	X	X	X	X		X
检查图表（例如，与同事讨论指示医疗错误的图表注释）		X	X	X	X	X
教授学员（例如体检诊断、病人管理）	X	X	X	X	X	
进行在线文献检索并与病人讨论检索结果	X	X		X	X	X

表格显示美国医学院校协会对医学生的培养方案、毕业后医学教育核心胜任力、IOM 对所有医疗专业人员的能力要求、6 个交叉的 CanMEDs 医学专家的胜任力框架的整合及用于评价每项胜任力的一些标准化病人的具体场景

组织 OSCE（和其他 SP 练习）的 10 个步骤

2

Organizing OSCEs (and Other SP Exercises) in Ten Steps

Elizabeth Krajic Kachur，Sondra Zabar，Kathleen Hanley，Adina Kalet，Julia Hyland Bruno，and Colleen C. Gillespie

步骤 1

确定可用资源

组织团队

OSCE 及其他 SP 项目是一项大工程，与其他绝大多数教育项目一样，可以在专业内或专业间进行，甚至只有跨学科才能丰富其过程。同时，需要坚强的领导者，他坚信这个复杂考试计划的意义，还需要其他许多人进行充分的计划、准备和实施。表 2.1 详细罗列了典型 OSCE 所需要的不同角色的人员。有些人需要承担多个角色（如 SP 和考官），而有些角色则需要多个人共同完成（如共同领导）。需要一个“核心团队”（如 OSCE 委员会），负责在 OSCE 日期之前计划和设计 OSCE。加入这个团队为热情而有上进心的青年教师提供了机会。其他成员可能只参与 OSCE 期间的工作（如评分）。有计划的例会可以使委员会的工作卓有成效。OSCE 结束后，委员会要对数据进行解释和通报。

对 OSCE 实际实施期间的工作人员最基本的要求是有时间、感兴趣、体力好。两个非常重要的额外特征是准确性和灵活性。一方面，由于 OSCE 要强调规范化，需要所有参与者尽可能地在计时、病例模拟等方面保持一致。另一方面，同时进行涉及这么多人的大规模考试时，很可能出现差错（如学员进错站或考官迟到）。因此，灵活处理和及时调整同样重要。

在当前的工作区域内你并不总能找到所有你需要的人。因此，应该试着跳出自己的部门，与负责不同教育阶段的部门（院校教育、毕业后教育、继续医学教育）建立同盟。OSCE 的成功在很大程度上并不依赖单一的学科或专业。

确定地点

寻找 OSCE 地点时，首先需要考虑身边真实的临床环境对教育实践的重要性。门诊诊室当然是 OSCE 站点的理想场所，可

表 2.1 OSCE 所需人员（为了项目顺利运行所需的角色）

角色	关键特征	所需人数
领导者	■ 对项目的发展和实施有很强的动机 ■ 可以联系各种资源，能使用机构或本地临床技能考试的设施 ■ 参与医学院课程决策 ■ 良好的沟通能力和团队合作精神	至少 1 人
计划者	■ 了解 OSCE 的实施逻辑 ■ 熟悉当地情况 ■ 可以为解决问题提供多项选择	至少 1 人
管理者	■ 可以执行 OSCE 相关工作（例如日程表、招募标准化病人、复印每站所需材料、数据录入） ■ 良好的沟通能力和团队合作精神 ■ 善于发现并解决问题	至少 1 人（按规模决定）
站点开发者	■ 有相关的临床经验 ■ 熟悉操作标准 ■ 接受编辑	至少 1 人（按规模决定）
培训者	■ 了解标准化病人和评分者的作用以及案例的要求 ■ 具有教学经验（例如提供建设性的反馈）以及能够处理案例表演所带来的心理社会影响 ■ 良好的沟通能力和团队合作精神	至少 1 人（按规模决定）
标准化病人	■ 致力于案例表演的标准化（即不表现个性化的创造） ■ 松弛地表演特定的案例（即不掺杂个人情感） ■ 有兴趣承担“教学”职责	每站至少 1 人，考虑轮流交叉训练
评分者	■ 了解 OSCE 的目的和表现标准 ■ 致力于公正的表现评价（例如了解自己的评价方式以及偏倚） ■ 有效反馈的提供者（如果学员收到事后反馈）	每站至少 1 人，考虑轮流交叉训练
计时员	■ 遵守 OSCE 的日程表 ■ 能够集中注意力，无论是无活动（例如当学员在站内时）还是有干扰的时候（例如休息时和同事聊天）	至少 1 人（在专门的临床技能中心可能不需要）
监察员	■ 能够指导轮转流程 ■ 能够发现并解决问题（例如站点中没有教师、缺评分表、视频设备问题）	至少 1 人（在专门的临床技能中心可能不需要）
数据管理者	■ 能够输入表现的数据 ■ 理解 OSCE 的过程 ■ 保证准确	至少 1 人
数据分析者	■ 理解 OSCE 的过程 ■ 具有心理测量技能 ■ 知道准确结果的最终使用者（例如学员、项目）	至少 1 人
程序评估者	■ 理解 OSCE 的过程 ■ 对于评估模型十分熟悉（例如考试前后） ■ 可以开发和分析项目评估（例如调查、目标人群）	至少 1 人

以考虑把OSCE安排在周末或其他门诊空闲的时间进行。OSCE组织者需要提前找到门诊管理者，并且要考虑技术细节，如道具和站点所需物品（白大衣、评分表、摄像机等）的搬运和摆放。有些机构有幸建有模拟中心或是其他专门的模拟培训场地，可用于模拟考试，并能进行监控和记录。但是，OSCE的组织者需要记住，真实感的还原不都是必需的，在任何一个教室都能学习。

确定资金来源和支持

可以通过许多途径寻求对SP活动和探索性项目的资助。首先，可以从自己所在机构的医学教学资源开始，如院长办公室、学系或学科。这里可能有资金用以支持OSCE。此外，有些SP项目也可以由地方医学会、基金会资助（如医患沟通改善基金），以及慈善捐赠。

最佳实践：组建团队

- 建立明确的共同目标。
- 组建具有多种技能的团队。
- 通过例会制度达成团队共识。
- 创建公共资源（即共享驱动器、安全网站）用以分享会议纪要、资料和计划。
- 广泛寻求合适的地点和资金来源。

步骤2

就目标和时间安排达成一致

决定组织OSCE后，需要确定下一步的细节。做一个如图2.1所示的计划表（书后附录A的空白表格中也有）会对完成该任务有所帮助。需要经常去平衡现有资源下的教育机会和所采取的策略。

图2.2列出了OSCE的核心预算项目，同图2.1一样以普通内科住院医师的OSCE为例。这个表的空白版本见附录B，可帮助读者做出花费和资源计划。对于大多数项目来说必须要考虑资金的问题。当然，也有很多方法来处理资源较少的情况（Poenaru et al. 1997；Reznick et al. 1993）。

通常，聪明的做法是先从小规模开始，然后逐渐扩大到更为复杂的培训和评价。从试点项目开始，先培训当地的专家，并激发学员和教师的热情。形成性评价的关注点主要在学习，只需要很少的资源，比起那些重要的高利害考试，对案例模拟和评分精细化程度的要求都相对较低。形成性评价不会让所有的参与者都那么紧张，因此大有机会转变怀疑者的想法。

图2.3所示的工作表是我们普通内科住院医师OSCE的任务分配和项目时间轴（空白版本见附录C）的样例。通常需要在项目开始前3～4个月着手准备。当然，如果有这方面经验丰富的专家帮助，也可以缩短制订计划的时间。

最佳实践：计划OSCE

- 确定OSCE的日期和时间。
- 从OSCE的日期往前制订工作时间表。
- 提前确定可能的SP，并保证培训时间。
- 提前确定OSCE的地点（诊室、教室或模拟中心等）。
- 确保参加者的时间。

客观结构化临床考试项目名称	年度普通内科住院医师OSCE
客观结构化临床考试目标	评价一般临床能力
受训对象的数量和类型	24名（内科-第一年）
站点数和类型	10个与SP会面的独立站点
预定时间	所有的住院医师都在一个周六（2段，各3.5小时）
预定地点	没有病人的门诊诊室
已有的预算和可能的经费来源	4000美元+1000美元可能的机构资金
激励策略	住院医师及标准化病人的小吃，每轮次有两个休息站。每站结束后教师观察员的及时反馈

图 2.1 制作初始 OSCE 计划的工作表样表

需要考虑的预算项目	资金需要	来源	每个学员花费
空间 每站一个房间，SP/教师和学员碰面的区域		义务贡献	
SP——培训和OSCE表现 检查当地的汇率，费用因地点和模拟任务而变化。 请SP在OSCE开始前半小时到场，并给提前到达支付一定的费用	4小时培训+24小时OSCEs@25美元/小时×10案例（+2位经过培训的替代者） 共3200美元		133.33美元
评分者——培训和评分任务 如果同教师替代SP，或与SP一同评分，当不能直接给教师补偿时，应给他们计“学分”		义务贡献	
茶点 不必有惊喜，但有助于制造轻松的氛围	120美元		5美元
医疗设备 不必无菌，但应真实		义务贡献	
办公设备 影印表格，笔		义务贡献	
摄像装备和器材 采集学习者的表现用于质控和后来的学习任务。 可以购买（推荐一次性投资）或租借相机	4个数码相机 @每个200美元 +空白DVD 共840美元		35美元
数据录入和报告整理 可以是自己的员工或雇佣人员	40小时@15美元/小时 600美元		25美元
数据分析 有数据统计能力的教师或员工对于OSCE组织团队非常重要		义务贡献*	
总计	4760美元		198.33美元

*如果没有教师，聘请外来的硕士水平的统计人员的额外费用按照此公式估算：40美元/小时×10小时=400美元

图 2.2　OSCE 预算样表

该图接着图 2.1 的 10 站普通内科住院医师 OSCE 样表。SP 的培训时间包括评分和案例表演两部分。每个学员的花费按照总共 24 名住院医师计算

OSCE项目名称： 年度普通内科住院医师OSCE	日期： 3月19日

	任务	参与人员	截止日期
	总体初步计划		
OSCE前3～4个月	▪ 确定形式（如站点数量和时限）	L,P,SD	11月24日
	▪ 制订蓝图（确定需评估的胜任力）	L,P,SD	11月24日
	▪ 决定之前OSCE中哪些保留、开发新案例	L,P	1月1日
	▪ 确定合适的OSCE地点（站点和房间）	L,P	12月3日
	▪ 招募员工（承担管理、监督、计时）	P	12月17日
	▪ 决定SP/评分员的招募和培训安排	P	12月17日
	▪ 与学员沟通（例如提供日期/时间，解释步骤）	L,P	1月7日
	▪ 明确预算（例如SP费用及茶点）	P	12月17日
	▪ 考虑录像	L,P	12月17日
	站点/材料的准备		
OSCE前1周～3个月	▪ 检查以往站点/OSCE资料（例如学员/SP须知以及评分表）	L,P,SD,A	1月14日
	▪ 开发新站点/OSCE材料（即内容和形式）	L,P,SD,A	1月31日
	▪ 确定SP的付费途径	P,A	12月17日
	▪ 安排房间	A	12月17日
	▪ 招募SP	P	2月18日
	▪ 培训SP	*!	3月11日
	▪ 招募教师	L,P	1月14日
	▪ 教师准备（例如循环站点/格式信息，评分培训）	P	2月18日
	▪ 道具准备（例如假药瓶和图表）	P	3月4日

图 2.3 对于客观结构化临床考试所承担责任的样表以及工作时间轴

“参与人员”指在表 2.1 中列出的（L，leader，领导者；P，planner，计划者；A，administrator，管理者；SD，station developer，站点开发者；Tr SP，trainer SP，经过培训的标准化病人；Ti，timer，计时员；M，monitor，监督者；DM，data manager，数据管理者；DA，data analyst，数据分析者）

一般准备

客观结构化临床考试前1～2周	■ 准备用品（例如纸张、文件夹）	A	3月4日
	■ 准备茶点	A	3月14日
	■ 影印每站所需材料	A	3月11日
	■ 分配SP、教师和学员（制作分配表）	A	3月4日
	■ 准备学员的姓名标签（带有ID号码）	A	3月11日
	■ 制订轮转计划表	A	3月4日
	■ 为SP付费准备发票以及必要的文件	A	3月4日
	■ 准备标识（例如每站的编号，以及提前指示箭头）	A	3月18日
	■ 让大厅巡视员及计时员熟悉	P	3月18日

OSCE的管理

客观结构化临床考试当天	■ 准备站点并布置房间（标识、站点材料、茶点）	M	3月19日
	■ 安排替代者（如果必要）	M	3月19日
	■ 让教师、SP及其他人员熟悉	P	3月19日
	■ 安置教师、SP、大厅巡视员以及计时员	M	3月19日
	■ 让学员（例如标明开始站点、宣布站点名称和编号）熟悉	L	3月19日
	■ 引领学员到各自的开始站点	M	3月19日
	■ 站点计时（开始、反馈以及站点轮换）	Ti	3月19日
	■ 处理紧急情况（例如设备损坏）	M	3月19日
	■ 确保SP、教师和学员之间的顺利轮换	M	3月19日
	■ 给学员重新分组（调查及项目评估）	L	3月19日
	■ 收集并计数所有表格	A	3月19日
	■ 清理站点并布置房间	M	3月19日

OSCE结束后的任务

客观结构化临床考试之后的数日至数月	■ 整理表格	DM	3月21日
	■ 确保及时向SP付费	A	3月25日
	■ 录入数据并评估结果	DM	3月25日
	■ 分析数据	DA	4月8日
	■ 报告评估数据（例如报告卡）	P,L	4月19日
	■ 对内和对外报告OSCE经过（例如演示、写文章）	L,PE	9月19日

图 2.3（续）

步骤 3

制作蓝图

设计 OSCE 的一个关键步骤是制作蓝图（blueprint）。下面的框图结构能够简要说明各站点与所考核胜任力之间的关系(例如图 2.4；空白蓝图见附录 D)。这样可以确保每个人的胜任力被多次考核，并且通过考核多种胜任力，每一站都对总体的考试或练习有所贡献。我们从案例库中挑选案例来制作蓝图（图 2.10），这是一个实用的资料库，积累的案例通过蓝图的关键信息进行编排，有案例使用的记录，能够按需要进行查询（例如按年龄的分布，新入院案例、运行案例、随访案例、出院案例的百分比）。

有计划的蓝图制作能够提高 OSCE 的效度，包括文献综述、课程调查和建立在共识之上的讨论。OSCE 应该给学员提供可以遇到的典型的有很好代表性的医疗场景。如果用 OSCE 进行形成性评价，结束后对受训者进行反馈应该能够确认 OSCE 站点所评价的内容与他们当前的工作或未来可能遇到的临床实践相关（附录 K 是 OSCE 结束后对考生的调查）。

最终的站点顺序由以下因素决定，包括案例的性别差异和情感因素（如两个“愤怒的病人”站点不应该彼此相邻），以及站点的限制条件（例如只有某些房间有外部电话）。

一旦蓝图初稿完成，组织者应该试着回答表 2.2 中所列出的问题。

最佳实践：制作蓝图

- 描述核心胜任力。
- 制订每一级培训的表现标准。
- 确保 OSCE 案例的年龄、性别、种族和患病率能反映真实的临床实践。
- 将 OSCE 所评价的技巧和内容与当前或新课程保持一致。

表 2.2 制作蓝图中的重要问题

■ 案例能否反映典型的临床实践？
■ 案例能否反映课程/轮转中所教授的内容？
■ 这些案例是否充分覆盖所有需要测试的胜任力？
■ 诊断和处理的挑战是否随整体方式而改变？
■ 案例性别是否平衡？是均等分配，还是与现实生活类似？
■ 是否适当地混合了不同年龄的病人？
■ 是否适当地混合了不同种族和文化背景的病人？

	站点		所评价的技能				备注
	案例	涉及内容	交流	病史采集	体格检查	治疗计划	
1	尿道炎随访——采集双性恋性生活史	预防（艾滋病、性生活史、STI的预防）	×	×		×	男：与实验室检查无关
2	高风险吸烟者——促进病人从思考走向行动、制订计划	成瘾（吸烟，行为改变周期）	×	×		×	男：根据当地病人群体调整案例
3	街头问卷——给骨密度检查结果阳性病人提供建议	老年医学（骨质疏松、骨密度、双能骨密度测定结果）	×	×		×	女：讲解知识，转向骨密度检查结果
4	糖尿病（电话解释）——治疗方法的电话咨询	常见症状/无差别问题（腹泻的DDx），电话随访	×	×		×	女：采用其他项目案例
5	失眠——合理筛选	常见症状/无差别问题（睡眠问题的PTSD和DDx）	×	×		×	男/女：开发新案例
6	失去亲人——调查近期丧偶者	常见症状/未鉴别的问题（悲伤阶段划分和情感咨询）	×			×	女：强调常见症状或紧迫问题？
7	糖尿病教育——教育标准化学习者，新发糖尿病病人	紧迫问题（糖尿病），教授小技巧		×		×	男/女
8	哮喘——评估胸闷建议：药物治疗	紧迫问题（哮喘的诊和治？）诊治	×	×	×	×	女：有多少住院医师接受过有关泼尼松的培训？
9	检测结果（电话寻问）——肝功能异常	紧迫问题，实验室检查，电话咨询	×	×		×	男：检查新建议
10	教授体检技能——教学生做体检步骤	体检步骤，床旁教学（包括病人）	×		×		除了步骤，都与去年相似

图 2.4 内科住院医师 OSCE 蓝图样例

Hx，病史；Px，体格检查；Dx，诊断；DDx，鉴别诊断；Tx，治疗；STI，性传播感染；PTSD，创伤后应激障碍；SL，标准化学习者

步骤 4

开发案例和站点

蓝图描摹出了每个站点案例的大致情况，作为案例编写的起始（案例是一个临床问题；每个站点包括一个在 OSCE 中需要评价的特定任务）。基于真实情况设计案例将增加考试的效度。但是，在隐藏资源库中病人的身份后，就需要调整原先计划的培训难度、OSCE 的关注点，或考试时间限制。图 2.5 说明了如何调整医患沟通任务的难度。通过增加或减少站点的难度，可以调整 OSCE 的整体难度。

老师们不用非得从自己开发 OSCE 案例做起。案例设计的工作表见附录 I［模板来自于西尔弗曼等《现代疾病史》（2005）中的框架，并参照韦恩州立医学院的 SP 项目（2011）案例开发工具进行了精细化设计］。附录 J 是案例开发工作表的核查表。其他选定站点/案例开发的资源见附录 P。我们还建议大家和其他卫生职业院校进行联络，很多项目愿意分享他们的 OSCE 案例。

作为站点开发过程的一部分，重要的是通过角色扮演和时间控制设计新的案例。有些时候需要多重设定，以便明确任务范围或 SP 的情绪基调。该阶段的角色扮演需要教师参与，他们了解那些目标学员们，知道他们可能会问 SP 哪些问题。

提供给 SP 和教师的案例资料要足够详细，确保一致性。但是，内容也不宜过多以至于难以记忆，无法做到一致的重复表现。表 2.3 提供了与每个案例相关文件中每个内容的注意事项。每个案例（包括站点简介、OSCE 考生须知、详细的 SP 扮演指导）以及 SP 和教师观察员的相应评分表见附录 F、G 和 H。

	容易	有难度
数据收集	• 现病史 • 既往史 • 心理社会史 • 职业/环境史	• 性生活史 • 药物滥用史 • 自杀意念 • 家庭暴力 • 文化/宗教习俗 • 精神状态检查
患者教育与咨询	• 简单问题 • 一致的健康理念 • 积极的患者	• 多方面的问题 • 不一致的健康理念 • 抗拒的患者
谈判与共享决策	• 当事人之间的约定 • 理解	• 各方之间存在分歧 • 缺乏理解

交流障碍
• 语言 • 素养/健康素养 • 文化差异（如着装标准） • 认知状态改变（如中毒、痴呆、意识模糊） • 强烈的情绪状态（如抑郁、愤怒、狂躁、焦虑、震惊、羞耻） • 说/听/看困难/不能 • 躯体状态（如卧床患者、与医院的设备连接） • 电话/在线交流 • 多次就诊/接诊

图 2.5 站点难度的案例调整

表 2.3　所有站点的详细材料（其目的、内容和特殊注意事项）

形式	目的	涉及内容	注意事项/提示
站点概述	协助项目组织者	■ 站点目标/目的（本站的意图是什么） ■ 需要评价的胜任力 ■ 后勤（人员，站点材料，房间安排）	■ 要具体 ■ 确定房间的要求（例如电话接入）
告知学员信息	在学员进入之前告知他们场景及任务	■ 患者信息（例如姓名、年龄、职业） ■ 就诊原因 ■ 学习者的角色 ■ 全面的开始（开始，中间，结束） ■ 情景（已有的医疗/心理社会信息，先前出现的情况/遭遇） ■ 学习者的任务	■ 简短（考虑阅读时间） ■ 保证与其他站点长度相等 ■ 带箭头的时间表有助于学员尽快熟悉 ■ 信息列表可以读得更快 ■ 使用学习者熟悉的语言（例如众所周知的缩写）
事实表（只在某些站点或 OSCE）	为学员提供的处理问题所需的信息，如果学员对具体信息不熟悉，或试图把重点放在会面时的沟通能力上、就要使学员所需的知识均等	■ 诊断和治疗指南（具体案例实际） ■ 具体案例的筛查工具（如果在实际临床环境中有） ■ 与案例相关的行政或法律问题 ■ 社区资源	■ 简短（阅读时间有限） ■ 保证与其他站点等值 ■ 组织材料以便能快速浏览 ■ 在可能的情况下使用图表 ■ 保证准确 ■ 避免争论
SP 的指导	帮助 SP 准备案例	■ 场景（从 SP 的角度来看发生了什么，为什么他/她今天在这里，之前的就诊情况） ■ 当前的生活状况和既往史（医学和心理社会问题） ■ 个性与情绪基调（如何与学员交流） ■ 给学员的线索（语言，非语言） ■ 定时（开始，中间，结束/2 分钟警告后）	■ 在限定范围内为 SP 提供个性化的情况（例如配偶姓名） ■ 给 SP 需要提供给学员的“开场白”或具体的信息 ■ 要具体 ■ 平衡细节的程度（即不太少，也不太多） ■ 用说明句描述表演时的情感基调 ■ 明了学员/站点目标面对的挑战
评分表	捕捉表现评价	■ 管理信息（例如学习者 ID、日期、站点） ■ 评估学员的维度（例如沟通技巧、案例管理） ■ 核查表或分级评分条目 ■ 写评语的空白处（例如强项能力、需要提升的能力）	■ 基于证据制订条目 ■ 保证条目数量在打分时间里可以完成，而且评定者在会面时可以关注到相关表现 ■ 避免双重否定 ■ 可信度和观察与评分能力进行预测试 ■ 包含至少一个汇总评分进行交叉验证
教师指导	规范教师的评价与教学	■ 观察会面的程序步骤（例如，站在可以观察非语言行为位置，启动/中止录像） ■ 提供反馈的程序步骤（例如，从学员的自我评价开始，邀请 SP 评论） ■ 教学点（即如果进行即时反馈，应传递给每个学员什么信息）	■ 简短 ■ 可能的话使用广告牌 ■ 确保所有站点的程序一致 ■ 保证教学点与站点目标契合

表 2.3 （续）

形式	目的	内容要素	注意事项/提示
会面后的材料（可选）	让学习者有机会反思/综合碰面，接受反馈，或扩展其对案例的临床推理	■ 病人笔记（留有总结病史、诊断和治疗计划的空间） ■ 辅助诊断试验结果（如心电图、X线）	■ 选择性和务实：例如，衡量教师提供反馈与收集进一步的学习者数据的可用性 ■ 考虑基于电脑与纸质 ■ 考虑留有站点之间的时间，没有碰面后的活动

每一个 OSCE 的问卷必须清晰标记站点序号和名称。名称需要按照一定的方法编写，不宜暴露需要隐藏或是具有站点特异性挑战的内容（如“偷偷喝酒的人”）。设计场景时，还应该考虑如何安排考生和 SP 会面后接下来的时间。学员和 SP 会面后的可能活动有病历书写，解释附加的诊断信息、即刻获得反馈，或仅仅是休息。选择哪项活动取决于 OSCE 的整体安排、各站点的目标，以及实际情况，如是否有教师观察并对考生在会面时的表现进行分析点评（表 2.3）。如果每站考核后都要对学员进行反馈，就需要严格地限定时间。无论观察者是教师还是 SP，给他们清晰的指导非常重要，表 2.4 是一个指导如何构建简短反馈的模板样例。增加 2～4 个特定站点的教学点也非常重要，可以确保每个学员都完成了全部站点的教学目标。反馈训练方法见表 2.11。

表 2.4 OSCE 时进行即时简要反馈的指南

1. 首先问学员“考得怎么样”
2. 回顾关键点
3. 如果可以的话，请 SP 反馈
4. 问学员自己哪里做得好： ● 准备从评价表中选择一个条目进行讨论 ● 必须是具体表现
5. 问学员哪里可以做得更好： ● 从评价表中选择一个条目进行讨论 ● 必须是具体表现
6. 前馈：“下次你遇到类似的病人会怎么做？”

为保证每个案例的质量，组织者需要问问自己表 2.5 中所列的问题。

表 2.5 案例开发和应用过程中需要重点回顾的问题

■ 站点目的明确吗？是否提供了该站点对学员应知应会内容进行教学或评价的准确信息？
■ 案例对学员是否适合？需要考虑专业、培训水平、课程/轮转内容
■ 在规定时间（如 10 分钟）能完成任务，或者至少在给定时间内开始执行任务了吗？
■ 是否对学员进行了清晰的指导？学员能快速确定情况以及所需要完成的任务吗？每个案例的格式和长度是否统一？
■ 是否对 SP 进行了清晰的指导？是否向 SP 提供了足够的背景信息以便他们能很好地扮演角色？SP 是否清晰地了解了案例的关键要素、主要内容、情绪基调和时间分配的关键是什么？
■ 给教师的指导是否清楚？是否给教师在工作中应该怎么做提供了恰当的指导？如果有培训后反馈，是否有恰当的、与具体站点有关的教学点？
■ 每一站是否分配了足够的时间让 SP 能够准确模拟躯体和（或）心理症状和体征？ 比如，SP 是否模拟保持抑郁状态 10 分钟？
■ 如果案例扮演要求躯体动作非常紧张或非常困难而难以保持，是否需要多些 SP？
■ 是否能找到足够数量的 SP 进行扮演？如果没有，是否可以改变年龄、性别或其他特征，使寻找合适 SP 更容易？

最佳实践：案例开发

- 选择对学员既普通又具有挑战性的场景。
- 确定案例能代表你所在临床环境中的病人。
- 设立每个案例的具体目标和挑战。
- 选择和 SP 会面后的活动（即反馈、补充练习或休息）。
- 确保在限定的时间内完成任务。
- 组织其他不同的学员进行试运行，以确认有效性并对案例进行微调。

步骤 5

制作评分表

评分表的质量由两个方面决定，一是考官，包括 SP 和（或）教师，使用这个表格的一致性（即信度，被不同的考官或者在不同的场合使用能产生相同的结果），二是评分表的内容能否准确地反映了预期的技能和表现（即效度）。可靠、有效的评分表条目包含三个关键方面：①确定主要的具体内容；②编写易于理解的条目；③给考官提供指导他们评分的指导或说明。通过制作蓝图明确 OSCE 要评价的技能和内容，以及每个站点是如何服务于总目标的，这样制作一个有效评分表的工作就大部分完成了。评分表中的条目都是对蓝图的反映，因此应包括 OSCE 所有站点所评价的技能，以及具体到每一个站点或子站点的内容或技能。目前所采用的评分表包括两种典型的形式：行为性条目（学员是否做出了特定的行为?）和整体等级评价（global rating）。两种形式都很重要（Norcini et al. 2011），而且许多评分表同时包含这两种形式。两者之间通常密切相关，但各自分别提供了关于学员表现的不同信息。从对学员表现反馈的回顾性分析看，特定行为核查表条目提供了关于学员实际行动的数据，而整体等级评价的指向性不强。评价表中的评论区是为了让考官记录评分时遇到的困难，或是对学员表现的特别说明（Kachur et al. 1990）。附录 G、H、O 列举了评分表样表。附录 J 是核查表的制作模板。

特定行为评价量表的条目

表 2.6 提供了特定行为评价量表（behavior-specific rating form）条目的开发步骤。在一定范围内，行为相关条目的数量会影响测量质量。条目越多，评分表的可靠性、有效性越强。权衡对考官是个负担。要求考官对行为进行过多或过于复杂的评价可能导致评价的准确性下降。对考官进行目标明确的强化培训以及提供充足的评价时间是达成良好平衡的办法。

核查表因其简单明了的特点在 OSCE 中得以广泛使用，仅需明确是否完成了某项具体的行为或动作，可以提高评分的准确性和可靠性。然而，简化可能会损失对一些表现的重要维度的评价，因此，在某些

表 2.6 特定行为评价量表条目的开发步骤

1. 将每个站点任务要求表现的胜任力概念化，如沟通技巧、体格检查技能
2. 将概念化的内容与现有的标准进行比较，如文献、专家共识
3. 将胜任力表现用文字写成条目表述出来，如使用开放性问题、询问饮酒情况
4. 确定评分方法，例如做或不做核查表 vs. 分级评分
5. 制订行为分级标准以帮助考官确定学员表现的等级，如，是否做了不止一次
6. 如果可能，对量表进行多次测试
7. 将量表精细化

情况下会降低评价工具的效度。而且，许多考官反对简单的是/否评分表，因为这使得他们所观察到的大部分行为被简单地一分为二。因此分级评价表（例如 Likert 式量表或迫选式量表）更受推崇。尽管分级评价使得考官能更好地进行精细评价，但这也使决定过程更为复杂，还会占据宝贵的评价时间，而且如果分级评价和学员行为的一致性欠佳，将会降低评价的信度。

一个折中方案是使用三等级评分表，例如“未做”“部分完成”“全部完成”。这个方法似乎帮助许多考官克服了尽可能“给学生分数”的倾向，并且也有利于设置行为的高标准。当对 OSCE 的表现数据进行分析时，可以按照条目的“全部完成”以及“部分完成”或“未做”的比例，得出相应的最终成绩。在确定相应等级的合适行为标准时，重要的一点是要考虑学员的水平以及学员群体的能力分布情况，避免“地板效应”（每个人都做得不好）和“天花板效应”（每个人都做得很好），使每个条目能够最大化地区分学员的水平。

分级评分表条目

分级评分显示出学员在某一特定方面表现的整体印象（例如沟通技巧、医学知识、专业素养）或者是 SP 等对学员的整体满意度。SP 经常会被询问把学员当做医生推荐给家庭成员或者朋友的意愿，这是常常用来评价“真实”病人满意度以及照护质量的方法。

分级评分常常被认为缺乏信度，因为它们并不基于特定的、可观察的行为，因此更容易受考官的主观因素影响。但是，在特定的情形下——由“专家级”考官对学员的整体能力进行评价时——分级评价可能比核查表更有效。

这种宽泛的评价提供了一个全面的“完整印象”，包含了更多的考官直觉判断。他们可能会捕捉到特定行为条目中未能反映的行为要素。总体来说，整体分级评价的信度还是相当令人满意的（Hodges & McIlroy 2003）。通常情况下使用 4 或 5 级评分标准。例如，推荐评级（“你愿意把这个医生推荐给家人或者朋友吗”）可以使用简单的描述——“不推荐”“有保留地推荐”“推荐”“强烈推荐”，或者对评价范围内的每项内容进行更加具体、更加复杂的描述。分级评价较少关注行为细节，因此不需要 SP 进行大量记忆。另一方面，有许多（经常是不可控制的）影响因素，包括晕轮效应、可得性偏移、社会期望偏移，以及选择性注意偏倚等主观偏倚。另外，基于分级评价的形成性反馈做起来很难。

最佳实践：OSCE 核查表

- 根据蓝本制订分级评价条目，确保条目数量足够，以便对目标领域中的能力进行可靠的评价。
- 在 OSCE 中，应同时应用特定行为评价量表和分级评分表以达成平衡，既能反映考官对相关内容的主观评价，也能提高对学员与 SP 接触过程中表现的客观反映，并对学员给予具体而全面的反馈。
- 对能反映可观察活动的具体行为条目建立反应选项，并努力将反应选项和学员群体表现的可能差异匹配起来，以实现最大程度的区分。

步骤 6

招募和培训 SP

招募

想象一下像导演选择演员一样招募 SP。每个案例都有独特的要求，有些是生理方面的，有些是心理方面的。在招募之前，建议列出所有可能影响案例简洁叙述的躯体或心理特征。躯体的禁忌证包括皮肤瘢痕、胰岛素依赖型糖尿病病人注射部位萎缩、呼吸系统疾病、心脏杂音或者其他可能减少案例真实性的体检发现。心理禁忌证包括暴露身体的不适感（如果该站点内容中有体格检查）、在以疼痛为主要特征的案例中无法表达情感，或者某个案例要求情绪克制时采取不友好的人际交流方式。重要的是寻找到合适的人选以使案例有合理的真实度。即使有经验的演员，做 SP 时也很难克服他们的典型行为或表达自我的方式。如果某人非常外向并能通过非语言行为积极地表达情感，那么疲惫和没精打采的案例可能就不太适合。将原本非常活跃的风格转化为消极风格所耗费的精力，可能会使其在记忆病史或评价学员时分心。

熟悉关键的医疗问题既能促进模拟，也能妨碍模拟。一方面，对医疗问题的亲身体验可能会提供对案例的独特看法。另一方面，与医护人员交流的记忆可能会给其与学员的交流蒙上阴影，给案例的标准化表演和评分工作造成不良影响。为避免需要维持的 SP 数量的增加，最好选择案例中的医疗问题不会引起相关疾病记忆的 SP。如表 2.7 所示，可以根据培训需求选择具有相应特点的 SP，以减少准备工作。

表 2.7　可以简化培训的 SP 特点

SP 特点		对培训的影响
表演经验	⇨	较少需要表演训练（尤其是对情感要求高的）
医疗卫生专业人士（或学员）	⇨	更了解学员的角色和技术问题（例如问病史、体格检查）
对案例的问题没有专业知识	⇨	不会对案例有太多的情感因素
对案例的问题有个人经验	⇨	已经具备和疾病有关的知识
曾经扮演过的类型	⇨	不太需要情感指导
之前做 SP 的经历	⇨	不太需要讲授 OSCE 的机制
使用 SP 自己的个人背景	⇨	需要记忆的病史信息更少
大于 18 岁	⇨	不需要考虑生长发育的问题
小于 70 岁	⇨	易于培训，可能记忆力更好
妇科或者泌尿科教学助理的经历	⇨	对体检更适应，更专注于表演细节，在乳腺、盆腔、泌尿系检查方面更专业

SP 需要很好地控制情感。例如，如果在他们的真实生活中有悲伤的事情发生，他们不能表现出沮丧；不能将对项目管理的不满发泄在考生身上。如果考生做出不同寻常的反应、问了奇怪的问题或者甚至企图让 SP 违反规则时，SP 不能嘲笑考生。因为学员可能来自于不同的文化背景，SP 也需要适应跨文化接触。

许多人认为演员是理想人选。专业演员或业余演员可能在角色中进进出出，或在一定的时机离开某个角色。然而，重要的是要向他们说明做 SP 并不是一项创作活动。虽然也需要一些即兴发挥，但更关键的是标准化。并不是每一个演员都愿意遵循这个规则，与承担“教育者”的角色相比，通常情况下他们更倾向于真正的表演机会。那样，OSCE 就会很快失去一个 SP。

一旦一个项目形成了 SP 团队，口口相传往往会成为最有效和最高效的招募方式。一个有经验的 SP 协调员认为，来自一位 SP 的推荐有一半的可能招入一个好的候选者，来自医生的推荐时其概率为 1/3。通过广告招募，招到的概率仅为是 1/20（Tamblyn et al. 1991）。

案例扮演培训

为了使案例显得真实，SP 需要熟练掌握以下三方面的内容：①必须知道与案例相关的所有躯体、心理和社会细节；②必须能够始终如一地表现出正确的情绪基调——既不太多也不太少，符合相应案例；③必须在正确的时机做出相应的行动和反应。许多新手 SP 会将所有信息在一开始就全盘托出，甚至会因为顺利地讲完故事而感到松了口气。然而，我们经常希望学员可以练习或者证明其询问病史的技能，因此，过早提供信息减少了学员学习重要技能的机会。OSCE 中考生和 SP 的会面时间有限，因此重要的是考生有机会结束会面。持续询问或者情绪强烈会使结束变得困难。因此，SP 需要学习如何调整节奏，并遵照提示性敲击或其他信号而结束会面。

无论何时都应为同一案例准备多位 SP，以小组为单位进行培训对于标准化是必要的。可以要求 SP 一起阅读案例，并适时为他们提供讲解。他们可以观看标准视频，以强调非言语行为和情绪基调的重要性。多次与指导老师或者互相之间进行案例的角色扮演是必不可少的。向 SP 展示较好或较差的学生表现也很有帮助。通过互相练习，SP 可以更深入地认识会谈者的角色，并且对学员产生同理心。

表 2.8 展示了 SP 的培训方案。由于后勤

表 2.8 培训方案：SP 扮演

1. **提供培训项目简介**，例如，何时及如何到什么地方、将和谁一起工作、项目目标、项目历史、与学员会面的典型过程是什么样的、房间里的其他人员、学员既往的 OSCE/SP 经验
2. **了解 SP 的期望/顾虑**，例如，既往与学员一起合作达到目标培训水平的经历——当时是怎么做的、是否达到他们的预期、他们顾虑什么、期待什么、和之前的 SP 工作比有哪些相同与不同
3. **回顾个案**，分成亚群，让 SP 轮流朗读学员须知、SP 指导和分级评分表，在过程中适时暂停进行解释、说明情绪反应，一起补充信息来完善案例（例如配偶姓名、家庭住址），阐明： • 案例内容，故事，需要传递的信息 • 情绪基调、类型和强度 • SP 干预的时机，在会面开始、中间、结束时分别应该说什么或做什么，或仅在学员询问时提供信息
4. **回顾会面视频范例**以获知情绪基调、非言语行为、发掘 SP 们以前的扮演经历、展示学员预期的表现水平
5. **演示与 SP 会面**，选择 SP 志愿者或之前扮演过相同或相似案例的 SP，其他人参考 SP 须知和评分表观察、计划 OSCE 时的会面用时，模拟会面期间或者之后会发生什么（例如体格检查、评分、反馈），讨论案例扮演，如果需要重新检查 SP 须知，如果有多次示范检查，更换 SP，并改进会面的检查方法（如表演不好、行为不专业）
6. **拍摄实际会面视频及并回看表演的情况**，可以小组为单位回看，或者 SP 单独回看，然后讨论他们的印象和反应
7. **SP 相互练习**，确保每一个人至少有一次扮演学员角色，以体会学员面临该案例的挑战，通过“要求”做为会谈者的 SP 像学员那样犯可能错误以减轻焦虑的表现，包括在角色扮演中对学员进行评分和反馈（如果合适的话）
8. **组织演练**，练习越多，SP 越熟悉学员应对案例的模式（例如问题、体格检查手法），组织一个模拟 OSCE（如果可能的话在 OSCE 考点实地演练）可以提供独特的练习机会，并且大大增强对环境和时机的理解

最佳实践：SP 招募和培训

- 通过口口相传的方式寻找 SP（例如联系其他的 SP、联系其他的 SP 培训者、与临床医生和表演教师交谈）。
- 为每个案例安排合适的人选（即躯体表现、心理素质、有时间、无禁忌证）。
- 为重要考试招募和培训备用人选，如果需要的话可以替换（替换者可以交叉培训，以覆盖多个案例）。
- 通过角色扮演让 SP 当学员，以增强他们对案例的理解（例如 SP 行为对互动和情感的影响），并提高 SP 对学员的同理心。
- 练习会面的各个环节（例如体格检查、反馈）；不要对 SP 的扮演听天由命。
- 了解案例对 SP 生理及心理的影响，以避免有害效应（例如，因反复扮演抑郁症病人而变得抑郁，因扮演行走困难的病人而出现肌肉痉挛）。
- 同时训练扮演同一案例的所有 SP（同时或者连续）以提高不同 SP 案例扮演的一致性。

原因或者时间限制，不一定能做到所有步骤，但是阴影框中的内容应是必不可少的。对于 SP 需要多少培训才可以恰当地扮演案例观点不一。SP 培训的相关书籍提倡 5 步法：①熟悉案例；②学习使用核查表；③综合考虑（行为、核查表、反馈）；④第一次彩排；⑤最后一次彩排（Wallace 2007）。总的训练时间取决于案例的需要、费用及时间限制。如果是形成性评价，2 小时就足够了，尤其是对于有经验的 SP；如果是终结性评价，则需要强化训练，有文献报道需要 10～20 小时的训练（参考文献同前）。然而，后者需要被分成更短的培训课程。通常 2 小时是 SP 可以一次性吸收新信息的上限。我们通常训练 SP 的时间是 4～6 小时，包括至少 2 小时集中于案例，2 小时集中于核查表。当组织一个重要的关键性考试时，必须要考虑“彩排”，尤其对新手 SP 来说，可以更好地获知任务和时间控制的第一手资料。

步骤 7

招募和培训考官

计划 OSCE 时的重要决定之一就是谁来评价考生。OSCE 需要教师、SP 和（或）同伴承担对学员表现进行评分的责任。多组观察者共同参与评价的情况也会出现。尽管很多研究表明招募合适的考官比培训考官更为重要（Newble et al. 1980），但通常情况下组织者在挑选考官时并没有多少余地。最开始的筛选策略是将候选人分为不同的小组，然后让他们观看某些站点的录像。通过设定考官之间、评价-再评价之间需要达到的信度，可以量化候选人的适合程度和准备情况。在有些将 OSCE 的表现作为晋升与否的项目中，组织者甚至需要对考官进行认证。表面上看教师是考官的理想人选，但他们并不一定都准确（Kalet et al. 1992），而且参加的时间常常成问题。很多项目用 SP 做考官，因为他们能达到很高的信度，提供了“病人”的视角，容易培训，而且和他们签署工作协议后时间也可以保证。

不管评分是由 SP、教师还是同伴进行，评分时要尽可能准确和可靠。评分并不简单，因为有许多因素会干扰对学员表现的准确评价。通常，对学员表现的评价包含三要素：①观察特定行为（技能和内容）；②根据系列标准对考生行为进行评判；③记录评分情况。表 2.9 为考官自测指导，列举了这些评分任务每项可能出现的问题。

评分者需要知道自己的评分类型，是宽松的“鸽子型”还是严苛的“老鹰型”，以及自己容易犯哪些类型的错误。自省虽然不能保证完全不犯错误，但是对实现公正评分具有极其重要的作用。

如果可能，考官应按小组接受培训。表 2.10 详细展示了考官培训方案。培训需要的时间因考官的身份、已有的评分和 OSCE 经验、评价严格程度以及可用的评分时间而不同。临床医师做考官若没有相应的补偿，很难挤出时间参加培训。然而，他们做考官时同样需要指导，可以的话，给他们提供练习目标、过程以及内容的纸质资料。

毫无疑问，态度和情绪在评分过程中非常重要。学员需要知道考官如何看待该项目以及他们的任务。因为并不是每个考官都参与考题开发，考官至少需要了解 OSCE 的基本原理，并且相信考试项目并非随意选出。培训考官时需要一直鼓励提问。尽管提问会延长培训时间，但解决问题应该在 OSCE 之前，而不是在过程中，更不是在考试结束之后考官才发现自己完全曲解了评分条目。

很多 OSCE 要求考官在考试后立刻进行反馈。反馈时间一般限制在 5～10 分钟，要言简意赅。表 2.11 提供了进行简短反馈会的方案模板。增加 2～4 个站点特定的知识点非常重要，可以保证每个学员都能完成每一站的教学目标。提供简明而有意义的反馈绝非易事。如果希望考官给予反馈，那么应该在考试前对他们加强相关培训（Hatchett et al. 2004）。

表 2.9 帮助考官提高准确性（考官自测指导）

	关键问题	需要警惕的情况
观察	我观察到了怎样的知识、技能和态度？	• **对细节过少、过多或选择性地关注**——不恰当关注 • **晕轮效应**——容易观察到或者有重要意义的观察结果会影响考官对考生其他行为的感知——第一印象错误 • **观察时间过短或者过长**——过早结束或损失信息
↓		
评判	关于该条目我该如何给考生打分？	• **集中或分散趋势**——集中趋势/端值厌恶偏倚，或过度使用极端分数，使得分数范围过窄或过宽 • **似我效应**——考生与考官越相似得分越高 • **对比效应错误**——通过考生之间的对比评价，而不是采用外部标准 • **过于笼统、偏见和成见** • **未完全理解标准**——对培训水平的预期不清楚 • **不同等级点之间的差异不清楚** • **考官类型**：鸽子型，适中，老鹰型 • **缄默效应**——犹豫不决导致表现评分糟糕
↓		
记录	我怎样完成评分表？	• **错误记录** 评价判断被不恰当地划掉 • **评价不当或评价缺失**

表 2.10　培训方案：评分

1. **提供培训项目简介**，例如，什么时间去什么地方、他们将和谁一起工作、项目目标、项目历史、与学员会面的典型过程是什么样的、房间里的其他人员、学员既往的 OSCE/SP 经历
2. **了解考官的期望/顾虑**，例如，既往与学员一起合作达到目标培训水平的经历——当时是怎么做的、是否达到他们的预期、他们顾虑什么、期待什么、和之前的评分工作相比有哪些相同与不同
3. **回顾需要观察和评分的案例** ● 提供评分表的备份，然后定义每一个条目（提供反应选项的例子） ● 提供其他所有的案例资料（包括学员和 SP 须知） ● 请考官用学员的角色来获得案例的个人体验
4. **模拟评分实践** ● 通过实际会面或者会面视频来构建"金标准"，以评估考官自身和考官之间的信度 ● 比较组内评分情况，直到达成共识 ● 使用 OSCE 的特定时间窗来帮助考官把握节奏（如果可能，在 OSCE 考站组织测试）
5. **回顾典型评分错误**，讨论影响评分的因素（表 2.8 自评表），鼓励考官关注自己的类型及倾向性
6. **介绍考官和 SP**（如果评分由教师完成） ● 鼓励他们共同协作，在记录分数前不讨论彼此对学员的印象 ● 在第 1 位学员到来之前，给考官和 SP 时间来互相熟悉 ● 要求他们模拟整个案例，考官扮演学员的角色，以构建理解和同理心

表 2.11　培训方案：反馈

1. **提供反馈框架** ● 解释行为改变模型，这样能够帮助学员在前意向阶段、意向阶段、准备阶段、行动阶段、巩固阶段或复发阶段进行诊断。使用该框架，可以调整反馈使学习效果最优化 ● 分享学员对反馈的反馈（即学员在 OSCE 后的讨论环节或项目评价表的反馈中学到了什么）
2. **介绍有效反馈的特征——书面或者口头** ● 首先由学员自我评价 ● 特定而非通用 ● 关注可以改变的行为，而不是性格或者其他不可改变的特性 ● 利用站点中的所有观察者 ● 将站点与以往经历相联系（例如，你见过相同的案例吗?） ● 研讨下次能有哪些改变（前馈）
3. **提供标准反馈参考**，即应覆盖案例所包含的特定教学点以加强整体信息的传递
4. **练习给予反馈**，例如利用学员表现的视频和角色扮演

最佳实践：考官遴选和培训，进行评分和反馈

- 遴选的考官要乐于认同项目的价值观、评分具有一致性，也不会别有用心。
- 将多名考官组织起来，一起在现场或通过观看录像的方式来观察学员的表现，比较考官之间的评分情况，讨论异同点。尝试做反馈（如果期望如此的话）。
- 使考官认识潜在的偏倚和评分错误。
- 给评分条目、评估计划、站点目标/教学点等提供书面指导。
- OSCE 后，对考官进行反馈，将其评分与其他考官进行对比（如过紧或过松、拉不开距离）

步骤 8

实施 OSCE：考试全程管理

除站点的特定资料之外，有必要设计相关表格及其他资源以帮助整体工作的组织。表 2.12 详细列出了可能需要的不同表格。图 2.6 提供了参加 OSCE 考生的站点轮转计划，图 2.7 列举了 SP/考官角度的同一个计划。OSCE 的考生计划在本书结尾以空白表格的形式列出（附录 E），同时提供 OSCE 的项目评估调查（附录 K～M）。

无论何时，组织参加者众多的工作都很具挑战性。事实上会有很多意想不到的事情发生，但只要计划周密、资源充足，

表 2.12 OSCE 通用资料

表格	目的	内容要点	考虑因素/提示
给考生资料	记录出勤和所分配的 ID 号（可行的话）	• OSCE 名称、地点、日期 • 考生姓名和 ID 号	• 提供知情同意书（可行的话）
给 SP/考官的资料	记录出勤，如有需要，匹配 SP/考官的姓名及其 ID 号	• 地点、日期和 OSCE 序号 • SP/考官姓名和 ID 号	• 如果 SP 需要替换，每个站点应准备房间 • 给评语和特殊事件的记录留空 • 提供记录 SP 和其他人员酬劳的表格
轮转计划	指导 OSCE 的流程，告知考生起始站点，以及给定时间的路线	• OSCE 序号、地点、日期 • 考生姓名/ID 号 • 指示轮转周期的区域 • 站点顺序 • 休息站点或常规休息（有的话）	• 增加用于提醒的时间参数（例如允许和 SP 会面的时间） • 给评语和特殊事件的记录留空 • 给监督者签名留空
OSCE 后学员的项目评估表	评估 OSCE	• 表现的自我评价 • 既往的临床经历/病例 • 对站点的情绪反应 • 站点的真实性 • 表现的代表性 • 想要表现良好的动机	• 保持简洁 • 评论可以提供有趣的定性数据
SP 和老师的项目评估表	评估 OSCE	• 案例难度等级 • 教学价值 • 教师发展价值（如果给教师评分） • SP 表现（如果教师给打分） • 愉快程度 • 案例是否恰当 • 指导的有效性	• 简短 • 评论可以提供有趣的定性数据

普通内科住院医师OSCE轮转计划
日期：3月19日（下午场次）

	轮转（#，开始时间）											
站点#	1	2	3	4	5	6	7	8	9	10	11	12
参加者 ➡	1:00	1:18	1:36	1:54	2:12	2:30	2:48	3:06	3:24	3:42	4:00	4:18*
A医生	1	2	3	4	5	休息	6	7	8	9	10	休息
B医生	2	3	4	5	休息	6	7	8	9	10	休息	1
C医生	3	4	5	休息	6	7	8	9	10	休息	1	2
D医生	4	5	休息	6	7	8	9	10	休息	1	2	3
E医生	5	休息	6	7	8	9	10	休息	1	2	3	4
F医生	休息	6	7	8	9	10	休息	1	2	3	4	5
G医生	6	7	8	9	10	休息	1	2	3	4	5	休息
H医生	7	8	9	10	休息	1	2	3	4	5	休息	6
I医生	8	9	10	休息	1	2	3	4	5	休息	6	7
J医生	9	10	休息	1	2	3	4	5	休息	6	7	8
K医生	10	休息	1	2	3	4	5	休息	6	7	8	9
L医生	休息	1	2	3	4	5	休息	6	7	8	9	10

*最后一个站点4:36pm结束；最后一个站点结束后对教师及住院医师进行调查询问

图 2.6　OSCE 参与者轮转时间安排举例

上图展示了 24 名住院医师中的一半的 10 站式轮转顺序（包括 2 个休息站点）；每站 18 分钟，均包括 5 分钟反馈时间。若需要保密（例如决定性的正式 OSCE），可以用参与者的 ID 号代替真实姓名

普通内科住院医师OSCE轮转计划
日期：3月19日（下午场次）

站点	参与者	轮转（#，开始时间）											
		1	2	3	4	5	6	7	8	9	10	11	12
	➡	1:00	1:18	1:36	1:54	2:12	2:30	2:48	3:06	3:24	3:42	4:00	4:18
1-尿道炎随访		A	L	K	J	I	H	G	F	E	D	C	B
2-吸烟者		B	A	L	K	J	I	H	G	F	E	D	C
3-街头集市		C	B	A	L	K	J	I	H	G	F	E	D
4-腹泻（电话）		D	C	B	A	L	K	J	I	H	G	F	E
5-睡眠障碍		E	D	C	B	A	L	K	J	I	H	G	F
6-失去亲人		G	F	E	D	C	B	A	L	K	J	I	H
7-糖尿病宣教		H	G	F	E	D	C	B	A	L	K	J	I
8-哮喘		I	H	G	F	E	D	C	B	A	L	K	J
9-检查结果（电话）		J	I	H	G	F	E	D	C	B	A	L	K
10-教授体检技巧		K	J	I	H	G	F	E	D	C	B	A	L

图 2.7 OSCE 的 SP/考官轮转时间安排示例

与图 2.6 相似，此图强调住院医师通过各站的顺序

项目就会顺利进行。为了使 OSCE 过程中的问题更容易处理，在 OSCE 开始之前就应该考虑到可能的解决方案。主要的顾虑有出勤情况、标准化、时间和情绪管理。组织者应该问自己出现表 2.13 中的突发情况时应如何处理。我们提供了一些有效的解决方法。增加备用 SP 和工作人员能够解决迟到和缺勤问题。恰当的培训、超配的道具和表格有助于标准化。必要时可对时间和人员进行小幅调整以便 OSCE 按计划进行。组织者和监督者需要留意到达站点过早的那些紧张的学员，以及有些因疲劳而无法很好扮演案例的 SP。OSCE 后的报告对于所有人都会有益。

最佳实践：优化考试环境

- 在重要的正式 OSCE 之前进行“彩排”。
- 预先准备好备用表格，并熟悉考站周围的办公设备（电脑、打印、复印）。
- 在设计 OSCE 轮转计划时，为学员和 SP 的引导、不同场景之间的轮换和考后的讨论调查预留时间。
- SP 能很好扮演和评分的最长时间是 180 分钟。如果 SP 一天内参加 2 场 OSCE，中间应该有休息时间。
- 如果站点不是在模拟中心，测试组应该在每个区域（如走廊）安排一名监考人，同时配备一名总协调员。

表 2.13　OSCE 问题的排除：潜在问题和可能的解决方法

如果……
• **有人缺席？** 对于决定性的 OSCE，通常要招募和培训备用 SP。在流程中空出部分时间，以应对不可预知的紧急情况。对于形成性评价的 OSCE，可请教师扮演病人
• **有人暂时离开？** 应该提前向参加者和 SP 告知既定的休息时间。对于长时间考试来说，每一站点应招募和培训多名 SP（尽管会增加培训的工作量，但保证了 SP 替补可即刻就位）
• **考官不能正确完成评分表？** 指定一名工作人员在 OSCE 期间定期巡视和统计表格，及时纠正评分错误
• **考生走错站点？** 确保监考人员在岗，并能及时在轮转表上进行替换
• **时间超出计划？** 如果站点超时，尽量缩短接下来的轮转直到与计划一致
• **有人来得过晚或提前离开？** 再次强调，明确预期时间，以及准备好替补 SP
• **SP 未能准确扮演案例？** 在实际 OSCE 开始之前要有充足的训练，直到大家满意。确保有一名工作人员熟悉 OSCE 中的案例来回答在学员与 SP 会面时可能提出的任何问题。考虑在 OSCE 站点录像以便在考试后进行质量控制
• **站点资料丢失？** 所有的东西都要有备份，包括道具和所有表格。提前定好紧急情况下复印文件的方案
• **有的站点总是提前完成？** 在轮转之间检查 SP；需要的话对扮演的细节进行调整（这通常不是问题）
• **OSCE 时间不够？** 考生的“分数”是根据其在多个站点的表现确定的，不应由于考试安排的延迟而减分。首先尝试 SP 和考生延时以完成 OSCE

步骤 9

管理、分析和报告数据

在准备 OSCE 的过程中，早期确定资源并制订数据录入、管理和分析的计划非常重要，可以避免结束时所得到的数据质量低劣、无法解释甚至是丢失。为此，需要“以终为始”，即要清楚想从 OSCE 中得到什么信息，并进行相应的规划。良好的数据管理（包括保护学员的隐私）非常重要，不仅能确保数据的高质量，还有助于为学员创造一个安全的学习环境。处理、使用和报告学员的数据要遵守机构的政策、认证规则和法律。如果打算使用 OSCE 数据进行研究，非常重要的一点是了解当地的相关政策和制度，并在早期规划中将学员作为人类受试者对待。

管理数据

因为可能会有多人参与处理 OSCE 数据，所以应该有良好的数据管理原则以确保数据保密、完整和安全。表 2.14 提供了涉及隐私问题的分步处理步骤。

理想情况下，OSCE 的数据应该由考官直接录入用户友好的计算机界面，然后将数据导出为易于导入到统计分析软件（如 SPSS、R、SAS）的格式。如果用纸质评分表，应尽快收集数据，以便能发现数据质量问题（如评分不一致、数据缺失、遗漏学员 ID 号），并在对过程记忆尚清楚时解决所有问题（如因有人迟到而没有数据）。

表 2.14　创造一个安全、保密的数据存储系统

1. **给每位学员生成一个唯一的 ID 号**，如 4 位数字
2. **在一个两列表中，将这些新的 ID 号与学员的姓名及其他个人信息相关联**（如电子邮箱地址、就读学校、系统 ID 号）
3. **安全保存表格的纸质版及电子版**。如有密码保护的数据库文件、带锁的文件柜；给负责学员评分的人设定访问权限
4. **给存储的 OSCE 数据一个唯一的 ID 标识**，即删除其他标识
5. **创建一个常规的系统备份数据**

虽然一开始数据就能输入到电子表格中（如 Microsoft Excel），大多数人也很熟悉，但我们更推荐将数据输入表单，这是一种快速、一致和无错误的数据记录，能很容易地导出为可分析的格式，保证数据字段准确标记。这样的表单可以用现成的软件（如 Microsoft Access）或用开源免费程序（如：Epi Info［www.cdc.gov/epiinfo］；FormSite［www.formsite.com］）生成。

基于字段的数据录入也促生了“数据字典”，能提供每个数据项的信息（如代表的核查表条目以及是在哪个案例中问到的）、相应选项如何输入（如：0＝不是；1＝是；或者 1～4 的分级评分）、考官身份（最好做一个识别 SP 的 ID 系统），以及与 OSCE 相关的任何事项或问题。最好有 OSCE 总结表，能列出每次 OSCE 的重要细节——时间、地点、学员、考官、案例、问题、数据存放地点和数据状态等。

分析 OSCE 数据

先从描述性统计开始，如核查表上每个条目相应类别（频次）的评分分布，以发现数据录入错误和数据丢失。一旦觉得数据库是准确的，就可以总结学员的数据，发现不同的住院医师项目之间在特定技能培训方面的差距，并为群体确定标准（图 2.8）。对这些数据的详细分析会有助于理解怎样总结学员个体及学员群体的数据，也会为改进核查表提供指导。

学号 （此处贴标签）

考官姓名：__________

你有 10 分钟时间来完成这张评估表

OSCE 核查表

沟通技巧	未做	部分完成	全部完成
开场			
自我介绍	没有自我介绍 0.7%	仅介绍姓名和学生身份 62.4%	介绍姓名、学生身份 和会面目的 36.9%
收集信息			
以开放性问题开始	以封闭性的是/否 问题开始 1.4%	以开放性问题开始 但过早结束 24.1%	以开放性问题开始 并不断地适时使用 74.5%
询问你关注什么	没有特别询问 67.8%	有询问，但没有给足够 表达想法的时间 12.1%	询问并让你充分 表达想法 20.1%
对叙述故事流畅性 的影响	问题组织缺少逻辑性， 未能引出故事 6.8%	引出了故事的梗概，但 问题顺序不合逻辑 使得叙述断续 31.1%	通过提问引出完整故事， 并帮助你流畅地叙述了 连贯的故事 62.2%
用合适的问题 引出故事	因使用诱导性问题 打断了叙述或一次 提问多个问题 7.5%	使用了一些诱导性问题或是/ 否问题，一次提问多个问题， 但仍分享了大部分故事 50%	一次提问一个问题， 并有助于你讲述故事， 而问题没有诱导性 42.5%
通过复述澄清信息， 以确保他/她能持续 保持理解	没有解释（未能复述 你所提供的信息） 20.1%	复述了信息，但没有让你 确定信息是否准确 24.8%	复述了信息，而且直接鼓励 你指出信息是否准确 55.0%
不打断谈话	被打断 13.4%	没有直接打断，但未提供 给你充分回答的时间而 使回答缩短 22.1%	没有打断，并给予充分 时间来让你表达完整的 想法 64.4%
关系进展			
表达担心或愿 提供帮助	没有通过言语或动作 表达担心或愿提供帮助 5.4%	通过言语或动作来表达 担心/愿提供帮助 28.4%	动作和言语均表达担心/ 愿提供帮助 66.2%
通过非言语行为丰富 交流（如眼神交流、 姿势）	非言语行为是消极的 或干扰交流 9.5%	非语言行为表达了关心 50.7%	非言语行为有效促进了交流 39.9%
恰当地情感认同	未能表达情感认同 9.5%	试图进行情感认同 51.7%	用让人舒服的方式认同情感 38.8%
包容/不评判	评判他人 1.4%	没有评判他人，也 没有表达尊重 28.1%	表达尊重 70.5%
使用易理解的词汇 和（或）解释了 术语	使用难以理解的术语 4.0%	偶尔使用术语， 但不影响理解 23.0%	不使用术语或充分解释了 术语不致误解 73.0%

图 2.8　描述受训者群体的 OSCE 数据

此 OSCE 核查表为三年级医学生的评级分布情况（$n=160$）

计算和解释 OSCE 分数

计算 OSCE 分数的作用有：①给重要的决定性考试、通过式考试制订最低标准；②给学员（及他们的教师）提供考试表现的反馈；③给你的项目提供有关培训效果的整体反馈。

分数可基于所测试条目的平均值或百分比，后者尤其适用于核查表评分（如完成某行为的百分比）。如果测试条目的评分因为反应选项是分级评分而非清晰的计量资料，而呈偏态分布，则可使用非参数统计（如 Cochran Q 检验、卡方检验、Wilcoxon 符号秩检验）。每次 OSCE 都可以计算出多种分数：

1. OSCE 的整体分数：每个站点都可算出得分总和（如最高分的百分比、测试条目的平均分）。然后可算出 OSCE 所有站点的平均分或总分。但只有在站点是考查某项已定义的技能时，才最适合计算整体得分（如体格检查、病史采集、沟通技巧等）。在考查多种技能的站点里，整体得分会掩盖相关信息，因为它是由多种技能得分汇总起来的。

2. 专项得分：每个站点都可以计算专项里的分项得分（如获得最高分的百分比、测试条目的平均分），因为测试条目代表着特定的专项技能/表现类型（如交流技巧、咨询）。因此，可以计算所有包括某个专项的所有站点的该专项得分的平均数或总和。

规划蓝图时（步骤 3，见上），需要确保每项胜任力/专项能力可以在多个站点中被评价。因此，学员可以有多次机会展示他们的技能，从而使他们的得分能更可靠地反映他们的能力——通常为了确保结果最低程度的可靠，特定的技能应至少通过三个案例进行评价。在大部分 OSCE 考试中，核心的交流技巧在每一站都有评价，因为人际关系和沟通技巧在临床场景中普遍存在。因此大多数评价报告中“沟通”表现是（多个案例）分数的总和。

评价 OSCE 数据的质量

当以终结性评价为目的综合评价胜任力时，需要考虑一系列心理测量标准，主要关注确定测量的信度和效度。表 2.15 列出了一些关键的心理测量问题的定义及其解决方法，提供了有关提高测量质量的策略。

评价 OSCE 数据的质量时，首先需要探讨的问题是：在 OSCE 站点中考生的表现得分与他潜在的能力有多大程度的一致性？这个问题关注站点之间的信度或那些评价不同站点特定内容的测试条目的内部一致性，然后用于汇总成 OSCE 成绩。估计内部一致性，或者说评估条目在多大程度上“相互一致”（即一个考生在一个案例中某些条目做得好，同样，在另一个案例的相同条目中也做得很好）可以用克伦巴赫 α 系数（大多数统计软件程序中都有）来计算。计算克伦巴赫 α 系数也可以识别有问题的条目——某些 SP 使用的一致性不好，可能是措辞的方式干扰了的理解，或在某一站最终不能反映考生的表现。删除这些条目可能会提高整体的内部一致性，避免它们影响汇总的 OSCE 成绩。在多数统计软件程序中，当某一条目被删除，克伦巴赫 α 系数会发生改变，可以判别这个条目是增强还是减弱了整体的信度。克伦巴赫 α 系数的范围为 0～1，大于 0.8 时一般说明条目的内部一致性好。对于试验性 OSCE 和站点数较少的 OSCE，克伦巴赫 α 系数可能需要超过 0.6 或 0.7。核查表的一致性也可以通过估计试验-再试验信度

表 2.15　OSCE 结果的心理测量质量

	定义、关键问题	提高策略
信度和内部一致性	评价工具测量的一致性和精确性。考生在不受任何临时干扰的情况下完成同一考试，结果是否相同？学员在不同站点表现的相似度有多大？常用克伦巴赫 α 系数描述内部一致性的水平（克伦巴赫 α 系数在 0.6～0.8 可以满足形成性评价，用于终结性评价时需要该参数≥0.8） 信度不好的主要原因有： □ 案例内条目的差异（案例特异性） □ 不同案例使用的评分表不同 □ 每个考官在使用评分表时自身的差异 □ 不同考官在使用评分表时的差异	□ 足够大的样本量 • 学员 • 案例（如沟通能力考试的范例） □ 清晰、易用的评分表 □ 培训考官 □ 考试条目重要性的有力证据 □ 删除使 OSCE 信度降低的条目
考官自身的信度	测量不同时间考官评价的一致性。如果考官再次评价同一表现，结果会一样吗？场景形式的差异（如现场与录像的对比）会影响对信度的估计。尽管如此，如果评分表可靠，还是可以看到显著的相关性	□ 开始就选择评分一致性较好的考官 □ 培训考官（包括对不同时间看同一录像评价相关性的反馈）
考官间的信度	测量不同考官之间的一致性。如果几个考官观察同一学员的表现，他们的评分是否一致？	□ 开始就选择评分一致性较好的考官 □ 培训考官（包括对真实场景或录像评价时与其他考官一致性程度的反馈）
效度	确定一个 OSCE 是否能评价其所要测量的指标（如沟通技巧、基本医疗技能）。以下是不同类型的效度。 • 形式效度和内容效度（它看起来正确吗?） • 汇聚/离散效度（它和其他测量方式有相应的可比性吗?） • 判断效度（它能区分学员的不同训练水平或其他特征吗?） • 预测效度（它能预测未来的行为吗?）	□ 重新审视蓝图

（比较学员未经训练或学习，参加同一 OSCE 或案例的两次成绩）和考官间或考官自身的信度（比较不同考官的核查表评分或同一考官不同时间的评分）来进行评价。

一旦确定了评分表的信度，就应该将注意力集中在收集证据证明其效度上，也就是说，是否达到了预想的测量效果。而事实上，并没有确定效度的简便方法，能代替的办法是依据核查表的自身表现：是否能很好地区分不同水平的考生？OSCE 核查表中对某种技能的评价，是否与其他相关技能（如病人满意度、教师及同伴评价等）的测量一致？最根本的是，核查表的得分是否能预测实际临床工作的表现和结果？

设定通过标准

考试通过标准的设定既是一门艺术，也是一门科学。核心问题是确定合适的学员所应定制的水平，再探索如何使用分数线来将学员划分为达到标准以及未达标准的群体。对于重要的决定性考试，许多心理测量学家和医学教育专家推荐绝对标准的或者标准参照分数线（即可以反映能完成特定技能和行为能力的分数）。专家通过回顾“考试”（OSCE 评分表和案例）内容，确定

“通过”的分数线。也可以使用更复杂的方法［Boulet et al. 2003（综述）；Kilminster and Roberts 2004；Krumer et al. 2003］。

另一种可选择的方法是使用相对标准或常模参照标准，即选择 OSCE 考生中表现差的特定比例为“不通过”（如那些分数排在后 10％或者 20％者）。使用这种方法显而易见的问题是，分数线通常保持不变，而 OSCE 考生的表现可能每次都有变化（优秀学生班级垫底的 10％的分数可能和技能差异更大班级的平均分相近）。这种方法同样要求至少有“不通过”者。

确定分数线的策略就是由专家做出判断。正式的分数线设定程序可以对保证分数线反映相关负责教师的共识有帮助。我们对基于表现评价的多种分数线设定程序进行了描述，每种程序都有各自的基本假设和要求（Downing et al. 2006）。虽然大规模考试能够负担得起——无论是财务上，还是不同专业和所需专家人数方面——经过严格的程序设定分数线，但大多数较小规模的考试则不行。因此，大多数学校或项目所开展的终结性 OSCE 最终所采用的方法是，将规范、标准和实际需要考虑的因素结合起来设置分数线。

在纽约大学，我们就是采用这种综合方法设置分数线，以确定不能通过综合临床技能考试（comprehensive clinical skills exam，CCSE，见习第三年结束后需要接受 8 站 OSCE）的学生。通过严格的考官培训、精心修改核查表和病历记录分级评分流程，我们能够在考试所评价的四项主要能力方面（沟通技巧、病史采集、体格检查和病历中所反映的临床思维）获得内部一致性。这些分数呈正态分布，分数在平均分上下 50％～60％的范围内，这样我们就可以确定分数范围两端的学生。我们发现，一种能力上表现不错，并不能弥补另外一种能力上表现不佳。因此，我们分别报告能力的评分情况，即所谓的非补偿性方法（Sadler 2005）。然后，我们在每种能力得分上设定以最低的 10％为及格线。挑出在两个或两个以上能力得分中均在最低 10％范围内的学生，然后将所有沟通技巧“失败”的学生（因为我们发现这能预测 USMLE 第二阶段 CS 考试的失败），都列入“不及格”的学生名单。对于分数接近（高于和低于）及格线的情况再重新查看一下，以更好地做出及格与否的决定。最后，将不止一个 SP 评价为“不推荐给朋友或家人”的学生都也计算在未通过之列，因为我们发现这样能额外识别在临床工作和其他 OSCE 中沟通有问题的学生。我们列出这些不合格学生名单也是基于我们能提供充分的补救措施。补救策略在本书的第 3 章讨论。

报告结果

如果 OSCE 仅仅用于训练，表现的反馈就非常重要。尽管 OSCE 旨在评估，学生也期望并高度重视对其表现的反馈。由于 OSCE 各站点的内容具有保密性，因此其反馈的详细程度存在限制。培训项目的教师需要知道学员的表现如何。通过了解学员普遍存在的薄弱环节，可以对课程进行调整以提高学员未来的临床表现。图 2.9 是 OSCE 得分报告实例。无论是以表格形式，还是借助图形，学员都需要知道他们的成绩以及他们与同伴相比较的情况。这样不仅可以鼓励学员将他们的分数与同伴进行比较，还可以了解他们的相对优势和劣势，注意他们在特定领域内和跨领域间表现的差异。我们希望反馈报告简单明了，可作为反馈过程的一部分，帮助学员制订行动计划并为学员提供持续指导。

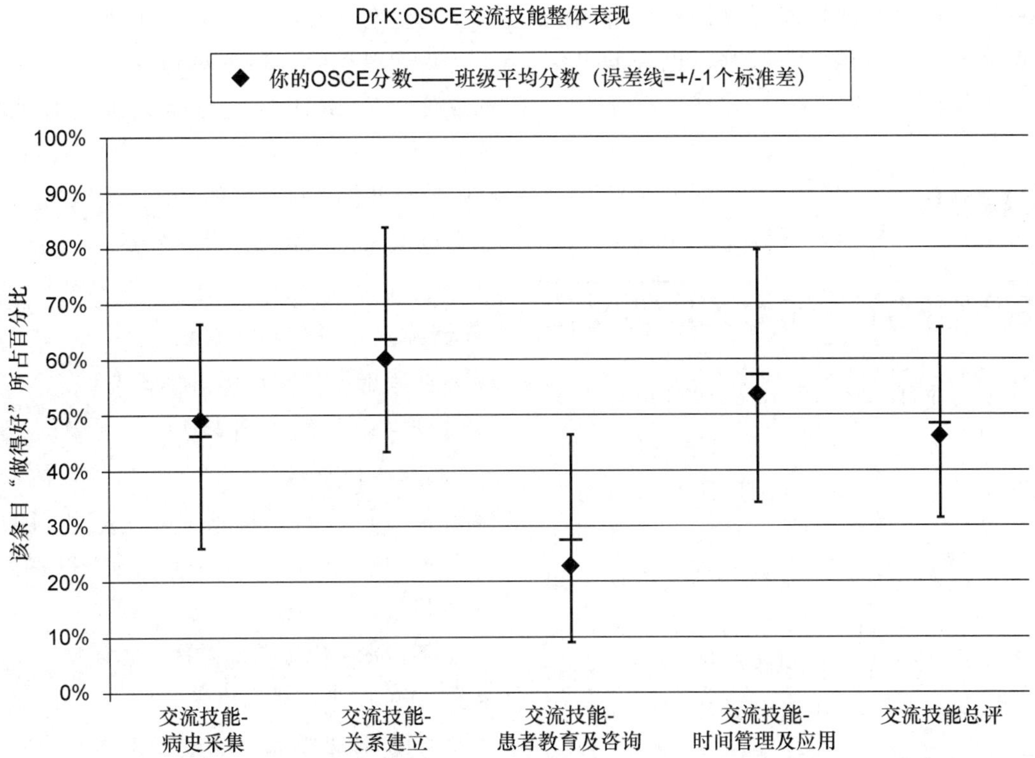

图 2.9　某学生 OSCE 表现报告卡举例（延续上文中提到的普通内科住院医师 OSCE）分数的报告形式为 10 站 OSCE 中某条目“做得好”的百分比，反映了相对 24 位考生（本例中为第一年住院医师）而言，在 10 个 OSCE 案例中的个人表现情况

纵向教育数据库

OSCE 可以产生大量数据，并可随时与其他来源的数据（教师评分，考试成绩，自我评估，甚至临床和病人数据）相结合，以跟踪、监督和了解学员胜任力的发展。在获得学员同意后，可以与当地机构审查委员会一起，不仅将这些数据用于项目评估，也可用于研究——回答有关成为具有胜任力的专业人士纵向发展过程的预期中和意料外的问题。可以建立一个学生或学员的“注册表”，像病人注册表一样，询问所有学生或学员，获得收集他们教育数据的许可，以便在教育数据库中进行链接和编译。这种数据一旦被链接和存储，就应该去除身份信息，也就是说，除了在数据库生成的唯一 ID 之外，所有的标识符都应

最佳实践：管理和分析 OSCE 数据

- 规划和监控数据录入和管理的质量；使用独特的标识符来保持机密性，确保数据的备份和维护安全。
- 在计算汇总分数之前，以内部一致性（克伦巴赫 α 系数）的信度估计值来了解数据的质量。
- 根据多个站点中主要方面的表现，考虑数据结构（相应选项）以及如何最好地汇总（“做得好”的百分比，得分条目的平均值，必要时的非参数方法）来计算 OSCE 分数。
- 以可理解和建设性的方式向学员报告其表现数据。
- 考虑创建注册表并组织和链接更多相关数据和信息来发掘丰富的教育数据。

该去除。创建此数据库可以提供随时间变化的跨领域表现的宝贵数据，也有助于保证整个课程评价的质量。

步骤 10

开发案例库，使 OSCE 制度化

第一次开展 OSCE 时需要付出非常大的努力。但是，随着一系列案例的产生，资料的开发、招募来的 SP 骨干队伍的形成、参与团队获得更多的经验，组织 OSCE 会变得越来越容易。通过开发案例库，如图 2.10 所示，可以大大减少之后 OSCE 的准备工作。使用电子资源库（备份！）和纸质形式维护存储库很重要，并确保归档最新版本的案例（和培训笔记）。维护 SP 数据库及其联系信息和每个站点可能累积的评估数据也有作用。这样就可以确定是否需要调整案例及是否再邀请 SP 回来。

鉴于现在的资格考试包括了基于表现的评价，ACGME 和其他认证机构强烈建议使用 OSCE，因此组织者投入资源使 OSCE 制度化是有意义的。以下是使 OSCE 成为机构文化一部分的几个要点。

最佳实践：机构能力建设

- 将所有资料保存在机构服务器上。
- 建立一个合作的跨学科 OSCE 委员会并定期召开会议。
- 邀请各机构的意见领袖和不同部门的早期编写者，进行观察、帮助、视察。
- 将报告广泛扩散。
- 全年讨论 OSCE（注意保持幽默！）。
- 将 OSCE 纳入部门预算。
- 申请研究和项目促进补助金。
- 在当地、国内和国际上发表和展示经验/发现。

案例			SP特征		性质			所评价的技能					最近使用
ID	名称	详细信息	年龄	性别	急性/慢性	当前状态	就诊性质	沟通	病史采集	体格检查	诊疗计划	其他	
1	查房	见习生和团队进行查房	58	女	急性	乳腺癌转移	查房	√			√	宣教	2009
2	抑郁症	机动轮转时对多发性硬化Ⅳ期进行宣教	64	男	慢性	抑郁症	随诊	√	√		√	宣教	2011
3	新诊断	在休假时收入院	55	男	急性	高血压、房颤	初诊	√	√	√	√	基于系统的实践	2009
54	腹泻	致电主诉腹泻	35	男	慢性	腹泻	随诊	√	√		√	电话交流技能	2010
55	肩痛	8个月前诊断肾癌	62	女	急性	肾癌转移	新发	√	√	√	√		2009
56	胃痛	主诉胃痛，加重广泛性焦虑	32	女	慢性	广泛性焦虑	随诊	√	√	√	√		2011
57	高胆固醇	高血压病史及高血脂病史，依从性差	45	男	慢性	高血压、高血脂	初诊	√	√		√		2007
58	胸痛	2型糖尿病及高血压病史，主诉为胸痛	56	女	急性	2型糖尿病、高血压	初诊	√	√	√	√	多学科合作	2010

图 2.10　选自 120 例案例库的 OSCE 案例及特征的快照

数据库有助于组织和跟踪案例的使用情况以及规划 OSCE 蓝图，如图 2.4 所示

3 OSCE中表现不佳学员的补救措施

Remediation of Learners Who Perform Poorly on an OSCE

Adina Kalet, Linda Tewksbury, Jennifer Ogilvie, Lynn Buckvar-Keltz, Barbara Porter, and Sandra Yingling

精心设计的OSCE数据能帮助教育者确定学员在核心临床技能方面的不足。然而，对表现不佳者的有效补救策略尚未达成共识。专家们强调，重要的是要清晰地说明学员每一次表现评价中不合格的影响和后果（Cleland et al. 2005；Sayer et al. 2002；Segal et al. 1999；Schwartz et al. 1998），成功的补救措施需要针对所发现的问题（Hauer et al. 2009）。当然，补救过程必须为学员临床能力的提高提供一个合理的机会。表3.1列举了补救过程的可操作步骤。有效的补救首先需要良好的数据（参见第2章步骤9 对标准设定的深入讨论）。同样重要的是，为了有意识地参与并从补救中终身获益，学员必须具有或者培养正确的自我评价及自我调节学习的能力。

表3.1 补救过程的步骤

1. 收集并仔细回顾学员考试表现的客观数据
2. 获取学生的自我评价并根据客观数据提供反馈
3. 评价非学习问题
4. 作出教育诊断
5. 根据相应诊断的特定补救策略，制订个性化学习计划（积极考虑可利用资源！）
6. 对进展和措施制订随访计划

开始补救过程

通常，学员在得知OSCE失败时会很沮丧。要精心安排学员与负责补救教师之间的第一次会面，充分地讨论学员的感觉、学员的自我评价，并仔细检查考试数据，这能使学生得到安慰，并能促进有效的补救。根据OSCE的特征（非决定性的/形成性评价 vs. 决定性/终结性评价），补救过程可以很复杂或比较简单。对于非决定性的考试，简短的个人反馈和结合录像的回顾（如果有的话）就很充分了。表3.2提供了决定性考试补救的一对一会面的要点。一般计划开始的部分需花1.5小时。

在补救中使用OSCE的详细数据非常重要，因为有助于“瓦解”学员对补救过程的抗拒，培养准确的自我评价技能，必要时可提供违纪处分的记录以支持。表

3.3 中列举了这些数据可能包含的各种信息来源。

表 3.2　OSCE 补救开始的诊断性面试

• 说明期望
• 学员的自我评价
• 对考试中表现存在问题的评价
• 受教育情况，包括对语言和非语言学习障碍、注意力缺陷障碍、语言流畅性的筛查
• 专业素养评价，例如学员对 OSCE 的态度、对表现的责任
• 筛查情境中的压力来源
• 常见精神疾病的筛查，例如抑郁、焦虑、双相情感障碍、进食障碍、药物滥用

表 3.3　有助于学员补救的数据

• OSCE 案例中的表现得分与组均值的比较
• 案例表现
• 与 SP 会面后的病历记录
• SP 的评论（预筛查之后）
• 与 SP 会面的录像
• 其他可用的评估数据，例如学习记录、见习评价

学员问题的特征

考生没有通过 OSCE 的原因有很多。表 3.4[①] 依次总结了最常见的失败原因。

一旦教辅人员和学员就一个或多个方面的困难达成一致的认识后，应起草一份协议或个性化补救计划（IRP），并制订随访计划。随着补救过程的进行，该文件（参见图 3.1 示例）将会不断更新，对学生的强项和弱项的认识会不断完善。保持 IRP 的更新为补救团队成员提供了有效的交流工具，并且使学员积极地投入到这个过程中。

表 3.4　导致学员 OSCE 表现不佳的问题

1. 先前存在的学习问题 • 学习障碍 • 不良学业记录，尤其在压力较大的临床轮转时 • 非传统的教育路径，如学员培训中断（例如 MD-PhD 项目），或者从其他项目转换过来（例如，缩短培训周期的 BS-MD 项目）
2. 单一临床技能缺陷，即某个方面的劣势，如知识储备、交流、推理或解决问题的能力
3. 元认知或特殊的考试问题 • 时间管理或组织困难 • 对考试准备不充分或理解不够 • 对如何表现焦虑
4. 容易忽视的心理因素 • 焦虑 • 抑郁 • 情境特异性强迫
5. 非语言学习障碍，例如长期的社交窘迫、自闭症谱系障碍
6. 专业素养问题，例如学员不知道或不同意医疗行业的原则和价值观、偏执、好斗，挑衅型人格障碍或坦率型人格障碍

表 3.5 列出了我们经常使用的补救策略。相关参考资料包括 Pinsky 和 Wipf（2000）的回看录像、Bowen（2006）和 Croskerry（2003）的临床推理和批判性思维，以及 Kogan 等（2009）的直接观察与反馈。任何策略的主要目的都是提高学员对自身不足的认识，并提高其临床表现能力。使用的策略取决于问题本身、可用的资源以及学员对自身所面临的困难问题了解的意愿。

① Kalet A. et. al.（稿件在处理中）。我们总结了连续三届医学生临床技能补救的经验，2007—2009。在这个时间段，500 名学生中有 53 人未通过。样本的学习诊断按照可能补救的程度依次降序列出。

	学习目标	策略	提高的证据
1.	提高我建立融洽关系的能力，尤其是注意和关心的非语言表达	和SP练习，直到能连贯地完成（2～3课时）	在OSCE补考中表现良好
2.	提高了我的临床推理能力，使我能在病历中记录更多相关的阴性病史和体检结果	写10份练习病历并请X医生和我一起看。通过承诺认真学习回应反馈	在OSCE补考中及格
3.	了解我对寻求镇痛药病人的态度	写出3篇短文并讨论：医师对终末期病人疼痛管理的态度；慢性疼痛综合征中疼痛充分缓解的障碍；治疗疼痛的伦理问题	OSCE补考时，X医生对我在这个方面的态度和看法表示满意

图 3.1 个性化补救方案举例

表 3.5 部分补救策略

1. **自己回看录像（录像机录像）**，学员观看一个或两个实际的 OSCE 录像，用空白的 OSCE 核查表评估并总结他/她的表现，并与指导教师回顾这些资料
2. **在教师帮助下回看录像**，对自身困难认知较差的学员，结构化的教师辅助的录像可以帮助学生认识自身存在的困难
3. **有反馈的 SP 练习**，有特定沟通障碍的学员可以从一个能熟练进行反馈的 SP 计划课程中受益，练习技巧
4. **临床推理实践**，要求学员阅读有关临床推理/批判性思维过程的资料以提高元认知意识，然后进行书面或线上的案例联系
5. **直接观察和真实病人的交流**
6. **体检工作坊**，可以与教师或住院医师指导者一起进行；积极练习和讨论体检发现对于成功非常重要
7. **反思写作**，要求学员简短反思他们所表达或阐明的与医学的专业素养或治病救人不一致的态度和看法
8. **指导下的阅读**，当有某个知识点缺陷或对特定原则缺乏理解时，例如医学专业素养的原则或治疗标准（如药物滥用）
9. **与专科医师一起工作**，例如提供精神病学评价、人际关系技巧指导、应对表现焦虑的策略、学习/机构提供的支持和职业建议

谁应该参与学员的补救？

最有效的临床技能补救辅导者可能是但不限于，经验丰富的临床教师。表 3.6 列举了我们认为对该项工作非常有价值的专家和专科医师。

表 3.6 可以致力于学生补救工作的专家和专科医师

1. **临床教师**，最适合进行最初的评估，与学员一起进行临床推理或发现体格检查的问题，监测补救过程，并确定最终结果
2. **沟通技巧教练**，有某一具体沟通障碍或专业素养问题的学员会受益于与一名熟悉医疗卫生环境及聚焦行为培训方法的教练一起工作
3. **戏剧治疗师/SP 培训老师/有经验的 SP**，有沟通技巧障碍或表现焦虑的学员能从实践中获得反馈和指导
4. **学习专家/学习或执行功能教练（executive function coach）**，学习表现长期起伏不定的学员、非典型的管理策略、不寻常的学习策略，或那些不“以阅读为乐”的学员可能有未确诊的学习障碍
5. **精神病学家和心理学家**（疑诊或已确诊的精神疾病）
6. **榜样**，学员感兴趣的专业内受人尊敬的医务人员可以有效地鼓励学生积极进行补救

补救中的教师发展

机构对于在决定性考试 OSCE 中不合格学生的补救能力，完全依赖于可参与补救的教师的数量、责任心和专业知识。喜欢与学生进行一对一工作的教师是很好的听众，他们能熟练地给予有效的反馈，了解学习障碍和精神疾患的诊断；对临床能力发展感兴趣的教师非常适合这个工作，但可能需要额外的培训使他们的工作效率最大化。表 3.7 列出了在临床技能补救方面教师发展的学习目标。对临床胜任力行为测量尤其感兴趣并且想要了解更多的教师推荐阅读 Quirk（2006）的论著。

表 3.7 临床技能补救的教师发展的学习目标

临床教师对那些 OSCE 未通过的学员进行补救时，应该做到……
1. 解释每个学员胜任力的定量和定性数据
2. 以一种行为明确的、可测量的方式来定义临床胜任力
3. 列出一些难以通过 OSCE 的学员的常见难题
4. 讨论正常成人发展在评价临床胜任力发展中的作用
5. 描述识别学习障碍或注意力缺陷所需的筛查过程
6. 具备对以临床能力欠缺为表现的常见精神问题或精神问题与临床能力欠缺共存情况进行筛查的能力
7. 对学员临床能力判断可以站得住脚
8. 实施有效的、令人满意的、促进成长的补救过程
9. 记录一个有意义的补救过程，并满足法律法规的要求
10. 了解阻碍努力达到最低能力要求的学员进行有效识别和补救的态度和信念
11. 理解在极少数情况下，学生可能补考失败

OSCE 补考

有效的补救方案必须能很好地测量学生的表现。在决定性考试的补救中，我们要求学生参与并通过一个 4 站式 OSCE，考题包括失败的 OSCE 案例的重复及新病例。由于 4 站式 OSCE 的信度低于包含更多案例的考试，我们采用大型考试时建立起来的评价标准，并考虑对学生的表现进行仔细的回顾。每个案例均由一名熟悉该学生的教师录制或直接观察。

记录补救的注意事项

关于补救过程的详细记录非常重要，既可以确保补救团队之间的交流，也可以提供决策改进的支持证据。项目至少应该记录学员的 OSCE 数据、通过/失败标准的决定、IRP 以及学员和补救团队成员之间的会议日期和时间。我们发现，学员在每一节课上写一篇简短的叙述性总结很有帮助，可以记录 IRP 的更新，并共同制订下一步计划。根据当地法律和监管环境的不同，学校和培训项目有义务和责任保留书面记录，证明学员已经掌握了培训阶段相应的能力。补救团队的负责人应该熟悉政府、认证机构（ACGME，LCME）和可能适用于补救过程的制度文档要求。在美国，认证机构需要文档记录，但是相关的联邦法律限制访问该记录，以保护学生、病人和员工的隐私（the Family Educational Rightsand Privacy Act of 1974 [FERPA]；www. ed. gov/policy/gen/guid/fpco/ferpa/index. html）以及个人健康信息（the Health Insurance Portability and Accountability Act of 1996 [HIPAA]；www. hhs. gov/ocr/privacy/hipaa/understanding/index. html）。在以有意义的方式记录一个复杂的过程和理解法律环境中找到平衡点，将有助于每个项目设计一个对项目和学员均有利的有效的记录保存过程。极少数情况下，学员可能没有通过补考。该机构必须能够接受这一结果，同时为学生提供心理支持和职业建议。

对 OSCE 表现不佳者的补救，为探索临床技能不合格的根本原因和高度有效的干预方式提供了独特的机会。尽管这对很多学员来讲具有挑战性，但为专业和个人成长，以及在学员和补救专家合作处理提供了大量机会。根据我们的经验，大多数学员充分认识到了他们的困难，认真地与补救团队合作，并成功通过补考。对于那些导致临床技能考试未通过的各种更细致的问题，最有用、最高效、最廉价的补救措施仍有待进一步发掘。

隐藏身份的标准化病人 4

Unannounced Standardized Patients

Sondra Zabar，Angela Burgess，Kathleen Hanley，
and Elizabeth Krajic Kachur

OSCE 之外：应用隐藏身份的标准化病人评估临床技能

虽然临床上广泛应用 SP 进行评价，但是绝大多数情况下学员知道在和 SP 会面/考试中，自己是在和模拟病人互动。OSCE 被认为是评价临床能力的金标准，但明显的人为性质限制了它捕捉医务人员真实行为的能力（Ozuah and Reznik 2007）。而隐藏身份的标准化病人（unannounced standardized patients，USPs）已经成为被广泛用于评估医务人员胜任力的新方法（Glassman et al. 2000；Rethans et al. 2007）。与 USP 的交流没有 OSCE 的人为时间限制，并且能够在实际的临床情境中评估受试者。

USP 已经被用来评价学员以及包括护理（Carney and Ward 1998）、验光（Shah et al. 2007）、全科医学（Culver et al. 2009）和急诊医学（Zabar et al. 2009）等很多专业的医务工作者。已发表的文献报道了应用 USP 评价住院医师的临床技能（Ozuah and Reznik 2008a，b）或者教学效果。可以将用 USPs 评价临床医师的表现，与没有接受干预的对照组或者用公开的 SP 评价进行比较。干预性研究（例如 Casebeer et al. 1999）通常在干预前后对学员和 USP 接触的表现进行对比，以确定教育的初衷是否实现。其他研究则比较了 USP 与面试和临床情境评价的可行性和效度（Peabody et al. 2000）。

USP 也可用于评估临床微系统。对病人的健康而言，一个诊所致力于构建以病人为中心的家庭医疗环境与在那里工作医生的技能同样重要。USP 可以评估医务助理的表现、诊所内就诊的便捷性以及临床医疗团队的运转（Peabody et al. 2004；Zabaret al. 2009）。USP 更方便记录其是否严格遵守了国家病人安全标准，比如洗手和病人确认；并且能观察其以病人为中心的程度（Epstein et al. 2005）。由于体验了病人所经历的方方面面，USP 是评估医疗机构的有效工具。

开展 OSCE 的医学院校可考虑将 USP 项目纳入课程中，因为两种评价所需要的基础建设，如 SP/考官培训和案例开发非常相似。由于 USP 出现的临床环境是早已完成的，故相关开支仅限于对表演者的补偿。SP 的评价费用为每小时 15～25 美元不等，大多数 USP 评价需要 2～4 小时。此外，要求 USP 与临床管理人员密切配合。

USP 项目也有潜在的困难，USP 被认

出的风险将会降低该项目的有效性。如果医务人员意识到自己是在与 USP 互动，他们可能会表现得不自然，这样收集到的数据仍然不能真实反映临床医生的技能。尤其是在一些不将病人分配给指定医生的医疗中心，很难将 USP 分配给希望的临床医生。为了确保 USP 和正确的临床医生互动，与调度协调员保持持续沟通很有必要。也有人担心 USP 来访会占用医生与病人沟通的时间，降低其工作效率。然而使用少数 USP 评估临床体系和医务人员水平对于医院和教育负责人来讲通常这一投入是值得的。

USP 人员需求

和大多数教育项目一样，USP 项目是一项需要专业内、专业间甚至跨学科间的协作来实现的重要任务。它不仅需要强大的领导团体坚信这种综合评估项目是有益的，也需要相应人员进行充分的规划、准备和实施。除了表 2.1 列出的 OSCE 管理细节外，表 4.1 详细说明了 USP 项目需要的其他人员。

表 4.1 USP 人员需求（另见表 2.1）

角色	关键特征	需求
负责人	■ 积极开发和实施项目的强烈意愿 ■ 能很好地联络到资源 ■ 可以与医院或者诊疗机构领导建立合作关系 ■ 能进行良好的沟通并创造团队精神	1 位或多位
规划者	■ 了解 USP 的实施流程（案例开发和项目地点） ■ 能采取多种方法解决问题	1 位或多位
协调员	■ 能落实 USP 相关任务（如安排计划、招募 SP、录入数据等） ■ 良好的沟通能力 ■ 善于应对纠纷、解决问题	1 位或多位（取决于范围）
临床管理者	■ 能获得假的病历记录 ■ 能评价和 USP 合作而 USP 不被认出的工作流程	通常 1 位
培训者	■ 理解 USP 的角色和案例要求 ■ 具备教学技能（如能提供建设性反馈），处理案例表演产生的心理社会影响 ■ 良好的沟通能力和团队合作精神 ■ 对 USP 工作特有的压力保持敏感性	1 位或多位（取决于范围）
标准化病人	■ 致力于标准化的案例表演（即不自我发挥） ■ 自然地扮演特定的案例角色（即不过度情绪化） ■ 热衷于承担“教育”职责 ■ 能接受 USP 到访无时间限制的特点（可持续 30 分钟到 3 小时或以上） ■ 能适应处于身边的人有真实临床问题和可能存在情绪或身体痛苦的状况（如急诊室心脏病发作） ■ 如果在同一个医疗地点，应能改变外貌 ■ 清楚知道 USP 的目标及表现标准 ■ 承诺进行公平的表现评价（如熟悉自己的评判风格和偏倚） ■ 能在会面后提供有效的反馈	每个案例至少 1 位，考虑交叉培训替补者

表 4.1 （续）

角色	关键特征	需求
数据管理者	■ 能录入表现数据 ■ 理解 USP 项目的过程 ■ 承诺准确地工作	至少 1 位
数据分析员	■ 理解 USP 的项目过程 ■ 具有心理测量技能 ■ 了解结果的最终用户（如学员、项目）	至少 1 位
项目评估员	■ 理解 USP 的项目过程 ■ 熟悉评估模型（如测试前后） ■ 能够开发和分析项目评估（如调查、焦点小组）	至少 1 位

实施 USP 项目

USP 应用于临床情境中的准备工作见表 4.2。分配 OSCE 任务和创建时间表的工作单修订版详见图 2.3 和附录 C。

案例

USP 和 OSCE 案例开发遵循相同的基本原则（见第 2 章，步骤 4 “案例开发和站点”）。很多 OSCE 案例能够应用到 USP 会面中。为了防止 USP 身份被发现，确保所选择的 USP 病例是在需要评价的医疗机构中就诊的病人群体的代表性疾病。为城市社区诊所设计的 USP 案例和相应的评分表详见书后的附录 N 及附录 O。

招募

USP 的数量取决于项目中的案例数、涉及的临床医生数和项目持续时间。医学院校是招募 USP 的最佳场所，因为他们与有 SP 工作经验的演员合作过。最合格的 SP 应具有表演天赋、准时、有良好的沟通技能和应变能力。

培训

USP 培训课程和 OSCE 相似。培训分为三个阶段。第一阶段，项目协调员会向 USP 解释该项目的目的和流程，然后协调员和 USP 一起阅读案例说明。充分了解角色后，USP 扮演病人，协调员扮演临床医生的角色进行案例实践。第二阶段的培训重点是教会 USP 完成评分表。协调员进行正确观察、分类和记录临床医生行为的演示。为完成评价，USP 应该观察 OSCE 中的会面过程，并评估学员的技能。培训的最后阶段，USP 可以和主治医生或者住院总医师分别扮演这个案例中的角色，了解就诊过程。在 USP 首次就诊前，协调员可以谨慎地带他们去诊室，熟悉环境。

诊室位置及就诊

在计划任何就诊之前，项目负责人必须得到门诊管理人员的许可才能执行该任务。他们应该提前告诉财政部门的人员，防止他们将 USP 当做真的病人而生成账单，并纳入临床审计中。

表 4.2　USP 任务分解

	初步规划
USP 项目计划开始前 3～4 个月	■ 与临床管理者建立合作关系并获得许可 ■ 规划形式（如案例数量和时间框架） ■ 规划蓝图（明确待评价的胜任力） ■ 开发案例 ■ 确定单个或多个项目地点 ■ 招募员工（完成管理任务、时间安排） ■ 确定 USP 就诊的每个步骤（检查程序、保险和病历） ■ 决定 USP 的招募和培训计划 ■ 和学员进行沟通（说明项目的性质，并获得接受 USP 就诊的知情同意） ■ 明确预算（如 USP 成本、录音设备等）
	资料、USP、会面准备
USP 首次会面前 3 个月到 1 周	■ 完善 USP 项目资料（如 USP 说明、评分表等） ■ 招募 USP ■ 创建医疗记录和案例独有的人口学信息 ■ 准备道具（如假药瓶、吸入器、图表和保险卡等） ■ 培训 USP ■ 组织会面练习（“排练”） ■ 考虑将 USP 培训课程进行录像 ■ 考虑在 USP 会面时录音 ■ 制作练习/会面时间表 ■ 将人口学信息（姓名、地址和生日）发送给门诊主任和 USP
	USP 项目执行
USP 就诊当日	■ 为 USP 提供录音设备和交通费用（必要的话） ■ 引导 USP 到练习场所或者诊室 ■ 会面后提供评分表 ■ 会面结束后，在评分表的帮助下，对 USP 进行询问 ■ 考虑利用录音或录像进行讨论分析的会议 ■ 计划定期进行讨论分析会议，和 USP 分享经验，控制对理想案例和不理想的案例的调整
	USP 工作完成后
USP 会面后数天到数周	■ 按案例整理评分表和诊疗资料 ■ 付款给 USP ■ 录入数据和评估结果 ■ 调查学员是否察觉到是 USP ■ 报告评估数据（如报告卡） ■ 整理资料以供未来参考（如表格、视频） ■ 对内和对外进行经验汇报（如演讲、写文章）

USP 协调员应该在诊室繁忙的一天到访，观察其布局，注意登记处、检查室和其他相关场所（如收银台和药房等）的位置。协调员还必须观察病人在哪里登记、缴费、看医生、拿处方和转诊等。协调员最好按照真正病人就诊的流程培训 USP，使他们熟悉整个诊室。

项目组要确认接待 USP 诊疗机构的特征。某些诊所能安排预约特定医生，而在其他诊所，病人顺序分配给医生。USP 协调员需要和诊室分诊员合作，制订相应方案以确保 USP 分配给正确的医生。分诊员还负责将 USP 的人口学信息输入诊室计算机系统。USP 协调员可以制订发送每次就诊的人口学信息的方案和截止日期。

USP 协调员和诊室分诊员合作制订 USP 来访时间表。USP 协调员拟定 USP 就诊的日期和次数，发送给分诊员以获得批准。如果预约时间可行，分诊员会批准该请求，如果时间有冲突，可以对 USP 协调员的安排进行调整。

日程安排确定后，USP 协调员会让 USP 报名参加就诊。当天，协调员会提前给 USP 录音设备，用来记录就诊过程，以验证相应的核查表数据。USP 携带录音设备进入诊所。

USP 需要找一个借口避免医生开化验单，比如他们必须回去工作或者刚吃完饭。USP 应该收好医生给他们的任何文件如处方或者转诊单等，就诊结束后交给协调员。

就诊后

就诊结束后，USP 会见协调员以完成评估。协调员审查缺失的数据和不一致的评估，然后对过程进行询问，讨论相关的会面资料。询问的内容包括诊室氛围、住院医师或医疗助理的表现以及诊室位置是否方便就诊，并且探讨病人照护的有利因素和障碍。完成就诊后让 USP 签发票。

预算

USP 协调员可以使用 Excel 表格记录项目的花费。而且协调员要经常记录和更新每位 USP 的培训和就诊费用，以确保项目费用不超出预算。Excel 表格应该包括每位 USP 的姓名和联系方式、工作日期及就诊和培训费用。Excel 表格可以计算项目的总费用和每次就诊的平均费用，比如纽约大学医学院 USP 项目每次就诊的花费约 120 美元。

学员、微系统和程序化评估

USP 的就诊提供了大量信息，项目负责人可以就临床医生接诊所有 USP 的表现做出一份总结报告。门诊管理者应该收到有关病人安全、以病人为中心、筛查评价和团队技能的总结报告。

可以将 USP 的分数和 OSCE 表现进行比较，以了解个体在测试环境和实际临床环境下的表现。图 4.1 列举通过 10 站 OSCE 和多次 USP 就诊得到的个体和队列的全科住院医师的平均交流技能评估的对比（某项目“表现好”所占百分比）。该报告显示，住院医师“Dr. K”在 USP 接诊中比在 OSCE 中表现得更好。

我们的项目对城市社区诊所的全科医生开展了 50 次 USP 会面，评估临床微系统以及临床医师的表现。USP 记录每次会面中医疗助理是否在合适的时间段接待病人、自我介绍、佩戴清晰可见的胸牌、接触病人前洗手、测量身高及血压、称体重以及筛查抑郁症。此外，USP 会评价他们对诊所的整体体验——就诊的便捷性、团

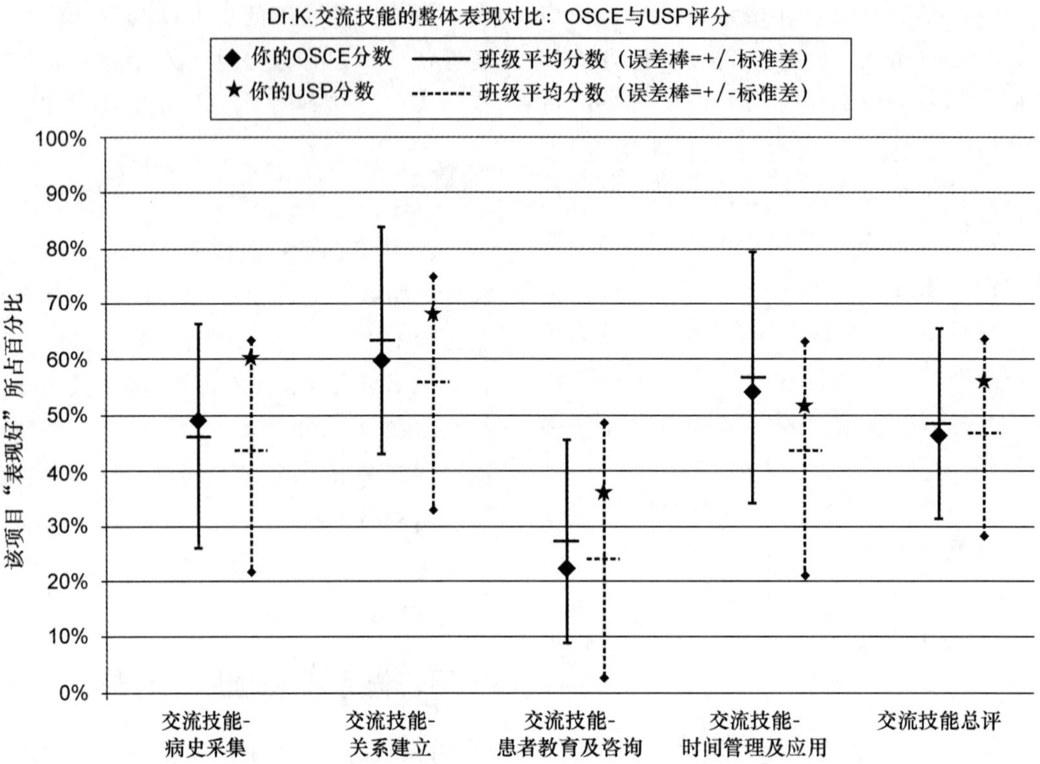

图 4.1 学员反馈报告举例：OSCE 和 USP 交流表现的比较

交流的分项能力分数报告：病史采集、建立关系、病人教育和咨询、组织和时间管理

队运作以及全体员工的专业素养。

门诊管理者会对医疗助理进行培训以提升其表现，在 USP 随访中我们看到了能力的显著提高。临床微系统数据可以告知医疗主任有关病人安全措施、满意度和以病人为中心等服务方面的关键性不足。通过病人体验的具体数据，管理者可以采取合理的改善措施。

附录 A
工作表：计划 OSCE

OSCE 项目名称	
OSCE 目的	
学员编号和类型	
站点编号和类型	
所需时间	
所需场所	
可用预算和可能的经费来源	
激励策略	

附录 B
工作表：OSCE 经费预算

需要考虑的预算项目	需要的经费	实物	每位学员的花费
空间 每个站点需要一个房间，SP/教师，和学员的会议区			
SP—培训和 OSCE 中的表演 确认当地汇率，所需费用取决于具体考试地点和模拟任务。要求 SP 在 OSCE 开始前半小时到达考场，支付报酬应考虑提前到达这一因素			
考官——培训和评分任务 当教师代替 SP 或两者同时任考官时，如果不能直接给教师支付工资，则可考虑计算其“教学”学分			
茶歇 不宜太丰富，但有助于营造轻松的氛围			
医疗器材 不需要无菌，但应真实			
办公用品 复印的表格，笔			
录像设备和器械 示范学员表现有助于质量控制和以后的学习。可以购买(推荐)、租赁或借用相机			
数据录入和成绩单 可由内部员工或临时员工完成			
数据分析 具备统计学能力的教师/工作人员对 OSCE 团队非常重要			
总计			

附录 C
工作表：OSCE 的职责细化

OSCE 项目名称：	日期：

	任务	参与人员	截止日期
总体的初步计划			
OSCE 前 3～4 个月	■ 决定考试形式（如站点数、时间安排）		
	■ 构建蓝图（确定需要评价的能力）		
	■ 决定此前 OSCE 中保留的内容/开发新案例		
	■ 确定合适的 OSCE 地点（站点和相应房间）		
	■ 招募工作人员（管理工作、监督、计时）		
	■ 确定 SP/考官的招募以及培训计划		
	■ 和学员进行交流（如告知考试日期/时间，解释考试流程）		
	■ 确定经费预算（如 SP 花费、茶点）		
	■ 考虑录制视频		
考站/资料准备			
OSCE 前 1 周～3 个月	■ 回顾以前的站点/OSCE 资料（如学员/SP 须知、评分表）		
	■ 开发新的站点/OSCE 资料（内容更新和格式化）		
	■ 确定 SP 的支付流程		
	■ 布置考试房间		
	■ 招募 SP		
	■ 培训 SP		
	■ 招募教师		
	■ 培训教师（如考站轮转/表格信息、评分培训）		
	■ 准备道具（如假药瓶和图表）		

一般准备

OSCE 前 1～2 周	■ 订购常用品（如纸、文件夹）		
	■ 订购茶点		
	■ 复印站点资料		
	■ 安排 SP、教师和学员（制作安排表格）		
	■ 为学员准备名签/标签（分配学员 ID 号）		
	■ 制订轮转计划		
	■ 为 SP 酬劳准备发票和必要文件		
	■ 准备标识牌（如站点编号、轮转提示箭头）		
	■ 调试大厅监控器和计时器		

OSCE 管理

OSCE 当日	■ 准备站点和候考室（标识牌、站点资料、茶点）		
	■ 安排替补人员（必要时）		
	■ 引导教师、SP 和其他相关人员		
	■ 使教师、SP、巡视员和计时员就位		
	■ 引导学员（如分配起始站点、分发姓名/编号牌）		
	■ 引导学员到各自的起始站点		
	■ 时间控制台（开始、反馈、换站点）		
	■ 处理紧急情况（如设备故障）		
	■ 确保 SP、教师和学员的顺利轮换		
	■ 召集学员小组（如询问调查、项目评估）		
	■ 收集和清点所有的表格		
	■ 清理站点和候考室		

OSCE 后的工作

OSCE 后数天至数月	■ 表格分类		
	■ 确保及时支付 SP 劳酬		
	■ 录入数据和评估结果		
	■ 分析数据		
	■ 汇报评估资料（如报告单）		
	■ 对内和对外汇报经验		

附录 D
工作表：OSCE 蓝图

	考站		评价的技能				备注
	案例	涉及内容	一般情况	病史采集	体格检查	诊疗计划	
1							
2							
3							
4							
5							
6							
7							
8							
9							
10							

附录 E

工作表：OSCE 考生轮转计划

此工作表用于记录 12 个考生在 12 站（或 10 个站点和 2 个休息站点）OSCE 中的轮转时间间隔（列）。为了完成计划，首先在左侧栏中填写考生姓名，将站点编号填写到顶部空白行内（即 1～12 或 1～5、休息、6～10、休息）。下一行相同，但需要往后顺延一个编号（即从第 2 站开始，然后在第 1 站结束），并继续按照这种方式将整张表格完成。请参考图 2.6 已完成的计划表格样板。

	轮转（填写开始时间）											
站点#	**1**	**2**	**3**	**4**	**5**	**6**	**7**	**8**	**9**	**10**	**11**	**12**
考生姓名/ID												
➘												

附录 F
OSCE 案例样板

“说明医疗错误”案例的站点简介及对考生（该案例为普通内科住院医师）和 SP 的指导如下：

考站简介：说明医疗错误

开发日期	2012 年 4 月 1 日	
开发者	S. Zabar，E. Kachur，K. Hanley，A. Kalet	
学员（预期和可能的）	普通内科住院医师 也适用于内科专科住院医师及医学生	
目的	测试学员的能力： 1. 承认所犯错误 2. 表达共情 3. 处理病人对错误的担忧 4. 重建和谐关系	
组织工作	人员	标准化病人，男性，40 岁出头，穿普通的衣服（非正式的），坐在椅子上
	房间设施/道具	• 2 把椅子 • 医疗设备——无 • 其他道具——无

住院医师指导：说明医疗错误

病人信息	名字：John McCoy 年龄：42岁 婚姻状况：单身，未婚 职业：音乐人/服务员
就诊理由	病人因近期出现的疲乏和尿频来诊
背景	• 4个月前你在诊所遇到过这个来检查的病人，他没有什么不适。你对他进行了完整的病史采集及体格检查。 • 他有明确的糖尿病和高胆固醇血症家族史。 • 上一次就诊，你给他开了电解质及胆固醇化验，并告诉他预约2周后的随访，看化验结果。但他取消了预约。 • 在他这次就诊之前你复习了他的电子病历记录，并注意到4个月前你开的化验检查中显示他的血糖是190。但没有任何关于你对这个检查结果的回应。 • 今天他自述疲乏、多尿和口渴。 • 他的指尖血糖为250，并且尿糖阳性。
你的角色	在门诊轮转的住院医师
你的任务	• 解释随访中的错误 • 讨论病人当前的问题 • 制订计划 • **不进行体格检查**

SP指导：说明医疗错误

情景	你的名字是John McCoy，42岁，单身，是一个爵士乐钢琴演奏者，但一直处于量入为出的生活状态。 **4个月前**，你第一次来到诊所。你意识到你有一段时间没有去看医生了，应该去做个体检。你妈妈有糖尿病，用很多药；你父亲胆固醇高，并且胃口很好。虽然你在饮食和锻炼方面保持着相当健康的生活方式，并认为自己还年轻，不会有问题，但你仍觉得你的家族史会使你有患病风险，所以你决定去检查一下。 你喜欢上次在诊所见到的那个医生。你觉得他（她）很注意倾听，并认真考虑了你的担心。他（她）给你开了血糖和胆固醇的化验单。你按照医生的要求采集了空腹血样，并预约了下次就诊。不巧的是，因为一场意想不到的音乐表演（这些并不是你经常会遇到的），你不得不在最后时刻取消了预约。当你打电话时电脑预约系统已经关闭，接待员说你必须再打过去。当你再次打电话时，电话线路却太忙，你最后放弃了。诊所没有人打电话找你回去重新安排检查，所以你认为你的检查结果一定没问题。 **2周前**你开始感觉疲乏，并经常感到口渴，小便次数增多。你开始总是带着塑料大水壶，并需要经常加水。你频繁排尿，而且每次量还不少，排尿时不疼。你所有衣服似乎都变肥了，你怀疑自己是不是瘦了一些（你中等身材，平常体重很稳定）。 因为频繁上厕所严重影响了你在餐厅的工作，最终你旷工了几天。你已经找到合适的人来替代你的工作，但你担心你再也不能回去工作了。昨天你决定继续工作，即便10分钟就要去一趟厕所。每天结束时，你都筋疲力尽，而且很焦虑。 在过去的4天里，你每天都打电话给诊所，尝试预约你上次见到的那个医生。最终，今天你见到了这个医生。你感到疲惫，有些担心自己的身体出了什么问题，并对诊所预约系统感到沮丧。今天你在见到医生之前已经等了1个多小时。你希望可以尽快回去上班。

（续）

现病史	主诉	疲劳，尿频
	部位	全身疲乏
	时间	问题始于大约 2 周前，你每 10 分钟要去一趟厕所，夜里经常醒来
	特征	由于缺少睡眠而筋疲力尽，没有尿痛
	量	尿量多
	加重/缓解因素	无
	相关症状	明显口渴，体重可能减轻，无发热
	想法	害怕像你母亲那样得糖尿病

目前生活状态　你 20 岁时搬到纽约，过去 10 年里和一个室友居住在 East Village。你从没结婚，没有孩子，但你有一些关系稳定的女朋友和性生活。你的父母住在俄亥俄州，你有个小你 2 岁的弟弟，已经结婚。

你在 Wha 咖啡馆当服务员，间断地为当地不同的乐队弹奏爵士乐钢琴。你依然希望能够成为钢琴家，但到目前为止还很遥远。你的财政状况不很稳定，有时会使你陷入困境。

在过去的几个月里，你的生活没有什么大的变化。你的工作总是很紧张。你的饮食和锻炼都没有改变，但最近开始担心自己可能有糖尿病。

性格　你的性格变得有点戏剧化。当你高兴时，你很愉快；但当你不高兴时，你很快开始生气，说话声变大（虽然不是大喊大叫或咒骂）。

既往史　小时候常有儿科疾病和感冒，其他不明显。

没有手术史和精神病史。

家族史　你母亲患糖尿病已经 15 年了（你记得她是在 45 岁时被诊断的）。你知道她的情况变得越来越糟，担心她无法照顾好自己。

你父亲血胆固醇高，给他的健康带来困扰。他的饮食很特别，并且自己的饭自己做。在你看来，你父母的关系很奇怪，但他们好像觉得没问题。

药物史　无。

过敏史　无。

生活史　你不吸烟，不使用兴奋剂。你每周至少喝 3 次酒，通常每次 2～3 杯。

过去 6 个月你和一个女朋友有性生活（使用避孕套）。

通常在工作允许的情况下，你的饮食和睡眠都好，偶尔会去健身房运动。当然你在餐馆的工作也让你不断活动。

会面开始　**当住院医师走进房间时**，你正坐在检查室的椅子上和服务员同事电话交谈。因为你现在还在医生办公室，今天上班可能要迟到了，想找人替代你。你心烦意乱，打断了电话另一端人的讲话，并且在住院医师进入房间约 20 秒后挂断了电话。当你挂断电话时，虽然你很高兴终于见到了医生，但对错过工作仍然感到沮丧。你表示对没有得到及时的预约，以及在候诊室等待了太长时间而使自己的工作出现问题感到沮丧，并且你从没得到上次检查结果的反馈。

如果被问到一个开放式的回答询问你为什么来这里，你说："我真的感觉很糟糕，我×××一直在等，就是不知道我的血液化验结果。"

提供关于当前状态的细节，如上所述。

问题出现之前你是什么情况？—"我想，我很好。我一直忙于工作，并试图尽可能得到更多的音乐演出机会。我可能有点渴。大概瘦了几磅，但谁在意呢？我的生活作息总是很不规律。"

（续）

会面进行中	**如果你在谈话的任何时候，被告知在处理你的事情时有个错误**（即 4 个月前你做空腹血液检查显示你有糖尿病，其他实验室检查都正常），你暂且忍耐，等对方说完，然后你再愤怒地回应。你可以提高音量（但不要喊），直视着住院医师说："4 个月前我就有了糖尿病？为什么没有人打电话给我？这就是为什么我现在这样吗？"以及"能避免这一切吗？这究竟是怎么回事？因为这个，我不得不旷工几天！之前你没有及早发现，会不会对我的身体造成长久的损害？你的意思是我可能快要死了吗？如果我不来这里，是不是就没有人告诉我血糖高？难道在出现异常化验结果后你们这个机构不联系病人吗？我还以为没有消息就是好消息呢。" 当你被告知**长期伤害几乎没有或微乎其微**时，你将会变得不那么紧张，但会抱怨说："为什么会这样？如果情况真的很严重呢？我的意思是，上帝啊，是不是总有这样的事情？你们的系统出了问题！" 如果住院医师**继续道歉并且不回避错误**，你要冷静下来，并问："嗯，我什么时候可以回去工作？我怎样才能好起来？" 如果住院医师承认犯了错误，但然后开始为自己**辩解，不表达同情**或说对不起，或编一个离奇的故事，你就变得更加焦躁："我的意思是，我今天不上班没有一点必要，对吗？如果你做了你应该做的工作，我就不会病成这样。我就不应该来这个诊所。"如果住院医师指责你没有重新安排，你就解释：打电话取消预约时，电脑预约系统已经关闭，并且在系统重新启动后没有人联系你重新安排预约。因此，你才认为病情并没有那么严重。 **进行中**：如果住院医师富有同情心/真诚/直率，你会越来越平静。如果住院医师推诿或回避，你就显得越来越烦躁，越来越生气。
就诊结束（2 分钟的警告）	**无论住院医师反应如何**，冷静一点，并不再询问与这件事是如何发生的等相关问题，让面试者结束这个环节。你说："既然我有糖尿病，现在该怎么办？" 如果住院医师行为恰当，你要对这些有效的干预措施做出反应，平静下来。如果住院医师行为失当，告诉你说要和其他人一起解决问题，你要交叉双臂，避免目光交流，但注意不要用愤怒的言语。

附录 G
SP 评分表样表（OSCE）

下面是附录 F“说明医疗错误”案例中 SP 的核查表

住院医师 ID 号 #

说明医疗错误

SP 姓名：

交流

信息采集	**未做**	**部分完成**	**充分完成**	评论
采用合适的问题进行询问，获知情况： ● 没有诱导性问题 ● 每次只问一个问题	使用诱导性/判断性问题妨碍了你的叙述，**并且**每次不止一个问题	使用诱导性/判断性问题，**或**每次不止一个问题	每次只问一个问题，而且不做诱导性提问	
通过复述来确认信息，以保证他/她明白了你所要表达的意思	不做确认（不对你复述你所提供的信息）	对你复述你所提供的信息，但是不给你机会让你指出是否准确	对你复述信息，并且直接询问是否准确	
不打断你的叙述	打断	没有直接打断，**但是**不给你足够的时间叙述，只能简单回应	没有打断，**并且**给予足够的时间让你完整地表述	
建立关系	**未做**	**部分完成**	**充分完成**	评论
表达关心或帮助你的意愿	没有通过语言或行动表达帮助的意愿/关心	通过语言**或**行动表达帮助的意愿/关心	通过语言**和**行动表达帮助的意愿/关心	
交流中丰富的非语言行为（例如眼神接触、姿势）	消极的非语言行为**或**干扰交流	非语言行为表现出专注	非语言行为使交流更为有效	
恰当地接受你的情绪/感受	不接受你的情绪/感受	**接受**你的情绪/感受	以让人舒适的方式**接受**你的情绪/感受	
接纳/不评判	做出评判性评价**或**面部表情	不做评判性评价，但也不表现出尊重	做出带有尊重的评论和表情	
使用你能懂的词语和（或）解释术语	在**不做**进一步解释的情况下一直使用术语	有时使用术语**并且**不解释	用术语时会解释**或**完全不用术语	

病人教育和咨询	未做	部分完成	充分完成	评论
通过提问了解你的理解程度（检查你是否明白）	没有检查你是否明白	询问你还有没有问题，但是没有检查你是否明白	自始至终都在评估你的理解程度	
提供清晰的解释/信息	给你的信息模糊，**或**者没有解释，导致你无法理解	信息还算清楚，**但是**理解起来仍有些困难	每次提供少量信息，**并且**进行总结以确保理解	
和你一起讨论下一步计划	告诉你下一步计划	告诉你下一步计划，**然后**询问你的想法	告诉你可能有哪些选择，**然后**一起讨论下一步计划	

针对个案的技能

传达坏消息	未做	部分完成	充分完成	评论
让你准备好接受消息： • 进入房间，准备传达消息 • 确保足够的时间和私密性	以一种不适合传达这个消息的方式进入房间**并且**和你距离很远	以一种不适合传达这个消息的方式进入房间**或者**和你距离很远	以一种适合传达这个消息的方式进入房间**并且**离你很近	
打“预防针”：（例如：“我有一些坏消息要告诉你……”）	没有打“预防针”	试图打“预防针”，但是做得不合适（没有停下来征得你的同意，或者打“预防针”的时间过长）	给你一个恰到好处的“预防针”	
给你反应的机会： • 对你表现出的震惊、愤怒、不相信和指责表示理解 • 在继续进行之前会注意你的情绪	对你的情绪反应作出不合适的回应（不给你发泄的机会，打断你，或者开始戒备）	允许你释放情绪，**但是**在继续进行之前不在意或不关注你的反应	允许你表达情感，在继续进行之前给你他会认真倾听的强烈感觉	
直接问你感受如何：“你的想法/感受是什么？”	没有直接问“你的想法/感受是什么？”	认可你的感受（例如：“我知道你很伤心……”）**但是**没有让你说明你的情绪	直接问：“你的想法/感受是什么？”	
处理复杂情况	**未做**	**部分完成**	**充分完成**	评论
不推卸责任	为自己辩解**并且**把责任推给其他人/部门	为自己辩解**或者**把责任推给其他人/部门	保持冷静**并且**不指责他人	
通过控制情绪保持专业素养	不能控制情绪，轻描淡写、辩解、居高临下	试图控制情绪（例如：只是程度不严重地轻描淡写、辩解、居高临下）	保持良好的专业素养，没有辩解、愤怒、沮丧	

坦白错误并承担责任	未做	部分完成	充分完成	评论
坦白错误： ● 直接（使用“错误”等词） ● 主动坦白	**既没有**主动坦白错误（这里有个“问题”……），**也没有**在一开始就进行解释	没有主动坦白错误（这里有个“问题”……）**或者**在交谈后才直接公开	一开始就主动坦白错误	
个人为错误道歉（“我对这件事的发生非常抱歉”）	**既没有**为错误**也没有**为给你造成的不便道歉	为错误**或者**为给你造成的不便道歉	为错误**和**给你造成的不便道歉	
说明错误的原因（即全面的解释）	不能全面地认识问题	全面地认识问题，**但是**轻描淡写或居高临下	全面地认识问题，**并且**真诚地解释清楚	
承担责任	不就你目前的情况承担个人责任（例如，把你的问题的责任推给别的人/部门）	针对你目前的情况，作为科室的一员承担一般性责任	为你目前的情况承担个人责任（我将……）	
确定未来的预防措施以防止类似错误再次发生	没有说明未来可以如何预防类似的情况	为改进提出一般性建议（“我们会详细了解情况”“我会告知我的主治医生”）	为整个系统的可能改进之处提供具体的策略	

病人满意度

医生（住院医师）等	未做	部分完成	充分完成	评论
完全了解我对问题的体验（担心、症状、功能、感受、想法）	没有了解	了解我的一些体验，但不是全部	充分了解我的主要体验	
了解我对就诊的期待（问题、解决办法）	没有了解	部分了解了我的期望	完全了解我的期望	
对我个人很关心；尊重我	不尊重我	尊重我，但不关心我	对我很关心、尊重	
给我足够的信息	我几乎没有得到任何有关的信息	给了我一些信息，但我仍有疑问	给了我所有我想要或需要的信息	

附录 H
教师评分表样表

以下表格旨在帮助考官评估 OSCE 考生（此案例指住院医师）的表现（注：关于“说明医疗错误”案例详见附录 F）

交流

	未达预期	达到预期	超过预期	评论
信息采集	1. 用恰当的问题了解病人的反应（没有诱导性提问，每次只问一个问题） 2. 通过复述确认他/她所获得的是病人想要说明的情况 3. 不打断病人的叙述			

	未达预期	达到预期	超过预期	评论
建立关系	1. 表达关心及提供帮助的意愿 2. 沟通中丰富的非语言行为（眼神交流、姿势） 3. 恰当地接受病人的情绪/感受 4. 接纳/非评判式的 5. 使用病人能懂的语言和（或）对术语进行解释			

	未达预期	达到预期	超过预期	评论
病人教育和咨询	1. 通过提问了解病人的理解情况（确定理解） 2. 提供清晰的解释/信息 3. 与病人协商确定下一步诊治方案			

针对个案的技能

	未达预期	达到预期	超过预期	评论
坦白错误	1. 采用“告知坏消息模式”，即让病人准备、打“预防针”、清晰传达、给病人反应的机会 2. 主动、直接地说明（“我犯了一个错误”），亲自道歉并对下一步处理负责 3. 说明错误原因，并且让病人了解为了避免再出错做了些什么			

	未达预期	达到预期	超过预期	评语
处理复杂情况	1. 很专业地保持镇定、控制情绪 2. 不将责任推卸给“体系内”的某个人或病人			

综上，你对该住院医师在以下方面的评分是

	无法接受	未达预期	达到预期	超出预期	优秀
沟通能力	1	2	3	4	5
评语					
医学知识	1	2	3	4	5
评语					
专业素养	1	2	3	4	5
评语					

其他评语：

附录 I
OSCE 案例/考站的开发

以下是 OSCE 站点开发资料的模板（站点简介、考生须知、SP 指导）

站点简介：案例/站点名称

开发日期	
站点开发者（联系信息）	
学员（预计和可能的）	
目的	为了测试学员以下能力： 1. 2. 3. 4.
组织工作	人员 表格　　• 住院医师指导 　　　　• SP 指导 　　　　• SP 评分表 　　　　• 教师评分表 房间需求/资源

考生须知：案例/站点名称

病人信息	姓名： 年龄： 婚姻状态： 职业：
就诊原因	
背景	• • • •
你的角色	
你的任务	• • •（如果需要体格检查，要指明）

SP 指导：案例/站点名称

预设场景	你的名字是……（当前的会面是如何开始的）	
现病史	主诉	（就诊原因）
	部位	（症状出现的部位/放射部位）
	时间	（症状出现时间、随时间的变化、持续时间）
	性质	（感觉像什么）
	量	（程度、强度、不适程度）
	加重、缓解因素	（变坏/变好因素）
	伴随症状	（其他表现）
	看法	（病人认为是什么问题）
目前生活状态	（病人的工作、生活区域）	
性格	（关键的情绪基调、反应方式）	
既往史	（既往患病情况，包括手术史及精神状态）	
家族史	（案例相关的既往史、手术史、精神病史）	
服药情况	（若涉及，列表显示剂量）	
过敏史	（列表）	
个人史	（烟酒毒品嗜好、饮食、活动）	
就诊开始	（SP 的开场白）	
就诊期间	（针对不同学员情况，应该以何种信息和情绪做出回应）	
就诊结束（2 min 警告）	（SP 如何准许学员结束会面）	
体格检查	（SP 如何对不同体格检查手法做出反应，了解学员想查看什么）	

附录 J
工作表：制作 SP 评分表

以下核查表模板可以通过添加案例所需条目或删除不需要的内容（例如体检）来使表格适用于所有案例。

[**填写受试者 ID**]

案例名称：__________

SP 姓名：

交流

信息采集	**未做**	**部分完成**	**充分完成**	评论
用合适的问题引出你的回答： ● 没有诱导性问题 ● 一次只有一个问题	问诱导性/判断性的问题妨碍你的叙述，**并且**每次多于一个问题	使用诱导性/判断性的问题**或**每次多于一个问题	每次问一个问题，不诱导病人回答	
通过复述以确保他/她明白你正在表达的信息	不做澄清（不向你复述你提供的信息）	复述你提供的信息，但是不给机会让你指出是否准确	复述信息并且直接让你指出是否准确	
不打断你的讲述	打断	没有直接打断但是不给你足够的时间反应	没有打断并且给足够的时间表达所有的想法	
关系建立	**未做**	**部分完成**	**充分完成**	评论
表达关心或帮助意向	未通过语言或行动传递帮助意向/关心	通过语言或行动传递帮助意向/关心	通过语言和行动传递帮助意向/关心	
非语言行为增进沟通（例如眼神接触、姿势）	消极的非语言行为或打断交流	非语言沟通行为体现出专注力	非语言沟通行为促进有效的沟通	
恰当地承认你的情绪/感受	未能承认你的情绪/感受	承认你的情绪/感受	承认你的情绪/感受并且可以做出让人舒适的回应	
接纳/不做评判性评论	作出评判性评论或面部表情	没有评判但没表现出尊重	评论和表情都表现出对你的尊重	
使用你能懂的词语和（或）解释术语	不做任何解释的情况下一直使用术语	有时使用术语并且不解释术语	用术语时会解释或完全不用术语	

病人教育和咨询	未做	部分完成	充分完成	评论
通过提问来了解你的理解程度（确定你是否明白）	没有确定病人是否明白	询问病人有无问题，但是没有确定病人是否明白	自始至终评估病人的理解程度	
提供清晰的解释/信息	信息模糊或没有解释导致无法理解	信息比较清楚，但是理解起来仍有些困难	每次提供少量信息并且总结以确保理解	
和你一起确定可能的下一步计划	告诉你下一步计划	告诉你下一步计划，然后询问你的想法	告诉你选择，然后一起计划下一步行动	

针对个案的技能

能力：____________	未做	部分完成	充分完成	评论
1.				
2.				
3.				
能力：____________	未做	部分完成	充分完成	评论
1.				
2.				
3.				
能力：____________	未做	部分完成	充分完成	评论
1.				
2.				
3.				

体格检查

能力：____________	未做	部分完成	充分完成	评论
1.				
2.				
能力：____________	未做	部分完成	充分完成	评论
1.				
2.				

病人满意度

医生（住院医师）等	未做	部分完成	充分完成	评语
完全了解我对疾病的体验（担忧、症状、功能、感受、想法）	没有了解	了解我的一些体验，但不是全部	充分了解了我的主要体验	
了解我就诊的期望（问题、解决办法）	没有了解	部分了解了我的期望	完全了解我的期望	
对我很关心；尊重我	不尊重我	尊重我，但不关心我	对我很关心、尊重	
给我足够的信息	我没有得到任何有关的信息	给了我一些信息，但我仍有疑问	给我所有我想要或需要的信息	

鼓励病人

这次会面……	未做	部分完成	充分完成	评论
此次就诊使我了解了病因及发病机制	没有	帮助我了解了部分问题	帮助我彻底了解到底发生了什么	
就诊后，我知道并且了解了不同的治疗选项	没有了解	部分了解	全部了解	
就诊后，让我觉得我有信心尽量不让疾病影响生活	没有信心	有信心	很有信心	
因为这次就诊，我觉得即使有新问题出现，我也有信心勇敢面对	没有足够信心	有一些信心	有很大信心	

你会向自己的朋友或亲人推荐该医生吗？

沟通能力	不推荐	有保留地推荐	推荐	极力推荐
医疗能力	不推荐	有保留地推荐	推荐	极力推荐

综上，如何评价该医生的专业素养？

	很不专业	有些专业	专业	非常专业
专业素养	符合以下**多数**	符合以下**少数**	符合以下任意 **3 点**	符合以下**全部**
	• 不够尊重	• 不够尊重	• 尊重	• 尊重
	• 没有同情心	• 没有同情心	• 有同情心	• 有同情心
	• 不负责	• 不负责	• 负责	• 负责
	• 对我的需求/处境不敏感/无回应	• 对我的需求/处境不敏感/无回应	• 对我的需求/处境敏感/回应	• 对我的需求/处境敏感/回应

特别（少于 1 分钟）反馈
评述（额外说明，影响你给分的因素，印象）

附录 K
调查：考生对 OSCE 体验的评价

（为住院医师的 OSCE 设计；PGY＝毕业后年限）

请在下面列表中对每个问题选出你的答案：

考站编号	案例	你曾经经历过多少相似的案例？			这个案例对你来说难度有多大？			完成这个案例后你从中学习到多少？			你对你在这个案例中的总体表现如何评价？				你认为这个案例的关键点是什么？
		无	部分	很多	太简单	适中	太难	无	部分	很多	很糟糕	一般	不错	出色	
1		□	□	□	□	□	□	□	□	□	□	□	□	□	
2		□	□	□	□	□	□	□	□	□	□	□	□	□	
3		□	□	□	□	□	□	□	□	□	□	□	□	□	
4		□	□	□	□	□	□	□	□	□	□	□	□	□	
5		□	□	□	□	□	□	□	□	□	□	□	□	□	
6		□	□	□	□	□	□	□	□	□	□	□	□	□	
7		□	□	□	□	□	□	□	□	□	□	□	□	□	
8		□	□	□	□	□	□	□	□	□	□	□	□	□	
9		□	□	□	□	□	□	□	□	□	□	□	□	□	
10		□	□	□	□	□	□	□	□	□	□	□	□	□	

请指出你在多大程度上同意或不同意下列条目：

一般来说，这次 OSCE……		完全不同意	部分不同意	部分同意	完全同意
1	帮我发现了自己的长处和不足	□	□	□	□
2	激励我对某些内容进行更深入的学习	□	□	□	□
3	教会了我新的东西	□	□	□	□
4	给我提供了有价值的反馈	□	□	□	□
5	近似现实中的临床就诊	□	□	□	□
6	能公平评价我的技能	□	□	□	□
7	过程令人愉快	□	□	□	□
8	提供了有代表性的一般诊疗过程	□	□	□	□
9	我愿意再次参加 OSCE	□	□	□	□

下表只针对毕业后第二、三年参加过 OSCE 的学员

					评论
相比上次 OSCE，你这次表现如何？	做得比上次更糟 □	和上次差不多 □	这次做得好很多 □	不适用 □	

欢迎对 OSCE、SP 及整个过程的任何评论、反馈和建议……

附录 L
调查：教师对 OSCE 体验的评价

（为普通内科教师观察 OSCE 考试中的住院医师而设计）

请对列表中的每个问题做出你的选择：

		这个案例对住院医师来说难度多大？			你能从这个案例中学习到多少？			SP 在这个案例中表现如何？			所有住院医师在这个案例中的总体表现如何？				
案例编号	案例	很简单	适中	很难	无	部分	很多	较差	不错	很好	很差	一般	不错	出色	住院医师表现最好的部分是什么？
1		☐	☐	☐	☐	☐	☐	☐	☐	☐	☐	☐	☐	☐	
2		☐	☐	☐	☐	☐	☐	☐	☐	☐	☐	☐	☐	☐	

请指出你在多大程度上同意或不同意下列内容

总体上，这次 OSCE……		完全不同意	部分不同意	部分同意	完全同意
1	帮助住院医师发现了自己的长处和不足	☐	☐	☐	☐
2	激励住院医师对相关内容更深入的学习	☐	☐	☐	☐
3	教会了住院医师新的东西	☐	☐	☐	☐
4	为住院医师提供了有价值的反馈	☐	☐	☐	☐
5	为我提供了与住院医师表现水平相关的新信息	☐	☐	☐	☐
6	为我提供了教学新思路	☐	☐	☐	☐
7	真实模拟临床就诊过程	☐	☐	☐	☐
8	公平评估了住院医师的能力	☐	☐	☐	☐
9	过程令人愉快	☐	☐	☐	☐
10	提供了有代表性的一般诊疗过程	☐	☐	☐	☐
11	作为教师，我很愿意再次参加 OSCE	☐	☐	☐	☐

欢迎对 OSCE、评分表、SP 及整个过程的评论、反馈和建议……

评论：

附录 M
调查：标准化病人对 OSCE 体验的评价

请对列表中的每个问题给出你的选择：

		这个案例对考生来说难度有多大？			考生能从这个案例中学习到多少？			所有考生在这个案例中的总体表现如何？				考生表现最好的部分是什么？
案例编号	案例	很简单	适中	很难	无	部分	很多	很糟糕	一般	不错	出色	
		□	□	□	□	□	□	□	□	□	□	

核查表在使用过程中有无一致性的错误？有无无法执行的条目？考生的哪些表现无法反映？

有无出现角色模糊的情况？是否被问到过毫无准备的问题？

考生有无说过或做过一些让你难以处理的事情？

反馈的过程是否顺利？有没有可改进的地方、要点和建议？

怎样才能使你准备得更充分？（案例扮演，表现评分，给予反馈，保持警觉？）

附录 N
USP 案例（样例）

以下为“呼吸困难/哮喘”案例的标准化病人指导，旨在评估全科医生门诊中住院医师的表现和临床微系统。每次就诊时突出的案例重点都不一样，以最大可能地降低 USP 被发现的可能性。

标准化病人指导：呼吸困难/哮喘

情景	你是一位 23～26 岁的女性，有哮喘病史。在纽约居住 1 年多。
	过去 1 周你因哮喘加重而去就诊。在过去 1 周中你时常因为呼吸困难而夜间憋醒，且有 2 次在一夜之间不得不使用了 3 次吸入剂。你知道这样不好，不该用得太频繁。
	你从小就有哮喘，但从未如此严重。通常只在感冒时哮喘才会造成影响，但从不妨碍你做任何事情。你感冒时会咳嗽得厉害，但使用吸入剂可以缓解。
	去年冬天从巴尔的摩搬来后，你的哮喘开始加重。夏天时好很多，但这个冬天又变差了。当被问到你是否认为是天气原因加重了哮喘时，你耸耸肩说：“不知道，我只知道情况越来越糟了。”
	你第一次去急诊就诊是在去年冬天严重发病的时候。而今年冬天你总共去过 3 次（纽约市中心医院）急诊。 过去的几个月里你经受了非常剧烈的咳嗽（干咳，没有痰）。你还有喘息、气短（呼吸困难）和胸闷的症状。这些症状在夜晚外出接触冷空气或者上楼梯的时候尤其明显。
	上周你感冒了（鼻塞，流涕，但没有发热），后来自行好转。然而，在过去的几天里，你的呼吸困难明显加重。描述哮喘的其他方式：“胸闷，当我深吸一口气时，我的胸部会在中途遇到阻力，冲破它才能正常呼吸。”
	你现在每天使用沙丁胺醇吸入剂缓解症状，而另一种吸入剂［一种粉红色的——你不记得名字了（Flovent）］本来也应该每天使用的（事实上，除非特殊说明，否则你应该每日使用 2 次，早晚各一次），但你在用了 2 天后就因为“它没有任何效果”而停药了。
	去年冬天搬到纽约以来你第一次哮喘严重发作时，急诊室开了粉红色的吸入剂给你。你确实还留着这种药——就在洗手间的某个角落。你没意识到 Flovent 是种预防性药物。
	这个冬天你发现自己不得不更加频繁地使用沙丁胺醇吸入剂（直到去年你还仅仅是在偶尔发作时使用），大约每周 3 次。上个月开始你的使用频率达到了一天 1～2 次。看来你“做任何事情”都需要使用吸入剂，包括上地铁台阶和做少量家务时。上周的情况更糟糕，有 2 个晚上你用了 3 次吸入剂。你并不真喜欢吸入沙丁胺醇，因为即便它能帮你更顺畅地呼吸，它还会使你焦虑和紧张不安。

（续）

现病史	主诉	呼吸困难和哮喘发作
	部位	呼吸道
	时间	在过去 3 个月内症状加重
	性质	精力衰弱
	量	最严重时一夜发作 3 次
	加重/缓解因素	加重：寒冷，夜间，运动，空气质量差；缓解（暂时性）：沙丁胺醇吸入剂
	伴随症状	干咳，喘息，气短，精力差
	想法	你不愿意承认自己“生病了”，也不想看医生或者吃药。然而，对工作的担心使你觉得自己必须“处理好”这个状况。
		自搬家后，你还没有固定的医生。
目前生活状态	你从家搬出来和男友住在曼哈顿（斯泰弗森特镇）的一间公寓里，那间公寓属于你的祖母，但由于她已经生活不能自理，搬回了你在巴尔的摩的家里。大学期间你一直住在家里，毕业后和男友一起搬到了纽约。	
	你的妈妈很紧张，她因为你一直生病心烦。你常打电话给她，而她担心你耽误了太多的工作。	
	你在一家餐厅/零售店工作。你担心自己会丢掉工作，因为从冬天天气变冷开始你已经生病在家好几次了。	
性格	你是一个安静而友善的人，但有点害怕医护人员。	
既往史	除了哮喘以外，你否认其他疾病，从没住过院。	
	你接种了所有的疫苗（你妈妈都在“小黄册”上记录下来了）。	
家族史	你的父母没有健康问题，据你所知家族里没有别的哮喘病人。	
使用药物	定期使用沙丁胺醇吸入剂，加上急诊开的“粉红色”吸入剂。在此之前没有用过治疗哮喘的药物。	
	你已经节育（避孕药）4 年了。	
过敏史	你不对任何药物过敏。猫会诱发你的哮喘发作，你从没养过任何宠物。香烟的烟雾也会使你咳嗽。	
个人史	性生活史	你和现任男友自高中毕业就在一起了。 在这之前你有过两个性伴侣，总是使用避孕套。
	吸烟情况	你从不吸烟，家里人和同事也不吸烟。
	饮酒/毒品	你偶尔喝啤酒。不吸毒。
	营养	你吃的大部分是健康食物。最近体重没有增长。
	锻炼	除了工作时整天站立外没有别的锻炼。
住院医师接诊时的挑战	● 集中关注与过去 1 年及现在哮喘症状有关的病史。 ● 了解病人的服药动机（止咳，维持工作，不再去急诊室） ● 推荐/建议定期服药及定期预约复查	
就诊开始	说明你最近几天的感觉，如果被问及过去状况怎么样，解释清楚今年和去年情况恶化的情形以及为什么多次到急诊就诊。	

（续）

就诊中	如果住院医师没有询问哮喘如何影响你的生活，讲述出你耽误了很多的工作，以及睡眠很差以至于很难保持精力。如果被问到该问题，表明你真的很担忧。
	如果被问及规律用药（不仅仅是“在你需要的时候”），你要说明你有点不情愿这么做。实际上你不觉得粉红色的吸入剂有用，因为之前使用时你没有感觉到效果。你为在领导或同事面前使用吸入剂而担忧，因为你怕他们会因此觉得你体弱多病，但上个楼梯就气喘吁吁也同样尴尬。你从没见过其他任何人使用哮喘气雾剂。有时你不确定自己是否正确使用了哮喘气雾剂（这时候要取出你的哮喘气雾剂，这样医生可以有机会让你演示一下平时是怎么使用的）。（我们会给你演示怎么稍微错误地使用它）
	如果住院医师确认你已经正确理解了药物治疗方案后，你可以陈述愿意每天 2 次预防性使用 Flovent 吸入剂。恐惧感和对急诊室的厌恶是你促使自己好转的动力。你想要恢复“正常”。在不耽误工作的情况下你愿意定期去看医生。
	如果住院医师没有提出后续随诊或药物治疗计划，说类似“也许我用药不太对”这样的话。
就诊结束	你对得到了更多关于自己疾病的信息感到满意。你是个很聪明的人，但之前没人向你解释过两种哮喘药物是通过不同的方式解决问题的。你对自己的哮喘可控的前景感到开心。

附录 O
SP 评分表样表（USP）

以下住院医师表现和临床微环境核查表（“呼吸困难/哮喘”案例）是 USP 访视结束后由 SP 填写的。

日期：
医师姓名：

哮喘

标准化病人姓名：

门诊团队__________

您何时到达约定诊区？ ______：______ am/pm

你和住院医师会面何时开始？ ______：______ am/pm

会面何时结束？ ______：______ am/pm

评语

全科助理医师（PCA）……			评语	
第一次见 PCA	第二次见 PCA（情况允许的话）		第一次见 PCA	第二次见 PCA
□	□	在合理的时段问候我		
□	□	自我介绍		
□	□	佩戴清晰的名牌		
□	□	询问我的姓名		
□	□	询问我的出生日期		
□	□	触诊之前洗手		
□	□	测量我的身高		
□	□	测量我的血压		
□	□	称量我的体重		
□	□	使用 PHQ-2 量表筛查抑郁症		
承认延误/为延误致歉	第一次 PCA	□没有	□有	□没有延误
	第二次 PCA	□没有	□有	□没有延误
态度友好和/或很专业	第一次 PCA	□态度粗鲁	□专业	□态度友好
	第二次 PCA	□态度粗鲁	□专业	□态度友好
向我耐心解释	第一次 PCA	□没有解释	□做了部分解释	□充分解释
	第二次 PCA	□没有解释	□做了部分解释	□充分解释
总的来说，你对 PCA 对待你的方式满意吗？		□不满意	□比较满意	□非常满意
评语：				

诊所就医			
在诊所中就医很容易	□不太容易	□相对容易	□非常容易
我分配到的团队运作良好	□有问题	□运作正常	□运作良好
总体来说，非医生人员对待我的态度很专业	□完全不专业	□比较专业	□非常专业
评语			

沟通技巧

信息采集	未做	部分完成	充分完成	评语
用适当的问题引出你的回答	诱导性提问**并且**一次询问一个以上的问题	使用了诱导性提问**或者**一次询问一个以上问题	一次只问一个问题，并且没有诱导性提问	
引导你叙述你的病情	提问缺乏逻辑性，不能很好地引导你叙述	引导你说出了主要问题，但逻辑不清的提问扰乱了你的叙述	通过提问帮你自然地进行完整地叙述	
通过复述确认信息以确保理解了你的意思	没有确认（没有向你复述以确认你提供的信息）	复述了你提供的信息但没有让你确认是否准确	复述信息并直接请你确认信息的准确性	
允许你叙述而不打断	打断过你	没有打断**但是**回应简短，给的时间不够	不打断你，让你完整地表达自己的看法	

建立关系	未做	部分完成	充分完成	评语
表达关心或帮助的意愿	没有表达关心**或**帮助的意愿	通过言语或者行动表达了帮助/关心的意愿	通过行动**和**言语表达了帮助或关心的意愿	
交流中有丰富的非语言行为（例如，眼神交流，姿势）	没有非语言交流**或者**非语言交流干扰了沟通	非语言行为显示出专注度	非语言行为促进了有效地沟通	
恰当地承认你的情绪/感受	未能承认你的情绪/感受	承认你的情绪/感受	承认你的情绪/感受，并且可以做出让人舒适的回应	
接纳/不做评判	做出评判性评论**或者**面部表情	没有评判但也没表现出尊重	评论和表情都表现出对你的尊重	
使用你能理解的语言和/或向你解释术语	持续使用术语且不做解释	偶尔使用术语并且**不做**解释	用到术语时向你解释或完全避免使用术语	

教育和咨询	未做	部分完成	充分完成	评语
通过提问了解你的理解程度（确认你是否理解）	没有确认是否理解	询问患者是否有疑问**但是**没有确认患者是否理解	整个过程都在确定你是否理解	
提供清晰的解释/信息	给你混乱的解释/或没有解释以至于你无法理解	信息大都是清楚的，**但是**理解起来仍然有困难	提供信息的细节并且通过总结确保你清楚理解	
与你一起商量下一步的计划	告知你下一步计划（**或**没有下一步计划）	告知你下一步计划**后**询问你意见	讨论可能选项**然后**双方共同制订计划	

组织和时间管理	未做	部分完成	充分完成	评语
有效安排时间	会面安排差，没有很好利用时间	安排好会面，很好地利用时间做了大部分该做的	会面安排得非常好，能有效利用时间完成整个过程	

住院医师询问具体问题技巧

评估病史	未做	部分完成	充分完成	评语
询问姓名和出生日期	没有	只问了姓名或只问了出生日期	询问了姓名和出生日期	
询问既往史	没有	询问患者既往有无健康问题，但不具体	全面询问了既往史—包括用药、过敏等	
询问饮酒史	没有	询问了饮酒情况**但**没有问量和频率	询问了饮酒情况，**并且**估算了量和频率	
询问吸毒史	没有	询问了吸毒情况**但**没有问量和频率	询问了吸毒情况，**并且**估算了量和频率	
询问吸烟史	没有	询问了吸烟情况**但**没有问量和频率	询问了吸烟情况，**并且**估算了量和频率	
询问工作经历和教育程度	没有	询问了现在的工作但没有问及工作经历和/或教育程度	全部询问了	
询问社会和家庭支持	没有	询问了家庭/朋友的情况	确定支持的来源	
询问家族史	没有	笼统询问，并不具体	获得了全部的家族史	
询问抑郁症情况	没有	笼统询问了抑郁情况，但没有使用 PHQ-2 量表	询问了抑郁情况，并至少使用了 PHQ-2 量表（问及兴趣缺失和情绪）	
提及 HIV 筛查	没有	提及了检查（得知你是 HIV 阴性）		
询问破伤风和其他疫苗接种情况	没有	询问了一种疫苗	询问了不止一种疫苗	

是	不确定	**系统回顾** 曾问及…	是	不确定	体格检查
□	不确定	皮肤 皮疹，瘙痒，色素沉着，干燥，毛发增长或减少	□ PCA　□ 实习生	不确定	生命体征 测血压，测脉搏
			□	不确定	检查前洗手
□	不确定	眼/耳/鼻/口/喉 视力，听力，咽喉痛，头痛	□ 请圈出	不确定	检查眼/耳/鼻/口/喉
□	不确定	心血管 胸痛，心悸，气短，行走	□	不确定	心脏 听诊
			□	不确定	检查四肢 感受脉搏，检查手足
□	不确定	呼吸 气短，喘息	□	不确定	肺部 听诊、触诊和/或叩诊
□	不确定	肌肉骨骼系统 疼痛，肿胀，发红/热 肌肉/关节；关节活动度	□	不确定	运动强度/活动度 视诊并检查肌肉与关节
□	不确定	妇产科 怀孕，月经，上次巴氏涂片，妇科健康状况	□	不确定	腹部 视诊、听诊、触诊和/或叩诊
□	不确定	胃肠 肠道运动，疼痛，吞咽，食欲	□	不确定	其他 ________________
□	不确定	过敏/免疫/淋巴/内分泌 药物反应，食物，昆虫，皮疹；呼吸困难；贫血；淋巴结	□	不确定	其他 ________________

患者教育	未做	部分完成	充分完成	评语
评价你对哮喘的了解情况	没有评价	获得你全部的哮喘病史或询问了你对于哮喘的认识	充分了解了你自身的哮喘经历和你对该病的认识	
评价你对哮喘治疗药物的了解情况	没有评价你的了解情况	告知你哮喘药物的作用机制，但没有评价你的了解程度	评价了你的了解程度并纠正了错误信息	
检查/演示吸纳器的使用方法	没有提吸纳器的技术	演示或解释了吸纳器的正确用法但没有检查吸纳器的使用技术	检查你的使用技术，并展示正确用法	
推荐你每日使用控制药/预防性吸纳器（氟替卡松）以便更好地控制症状	没有推荐	建议你每日使用氟替卡松吸纳器	关于氟替卡松的使用给你清晰而直接的建议，并向你解释它如何能更好地控制症状	
推荐泼尼松短期治疗（口服类固醇）	没有推荐	推荐使用数天类固醇		
推荐你在使用吸纳器时使用储雾罐	没有推荐	推荐你使用储雾罐		
提供处方药物名单	没有提供药物名单	提供了名单但是没有讨论所处方的药物	提供药物名单并详细解释了所处方的药物	
开具实验室检查/引荐 ______引荐呼吸治疗 ______其他： ________________	没有开具实验室检查	开具实验室检查/引荐，但并不对进行这些检查及其理由给你解释	开具实验室检查/引荐，解释了选择这些检查项目的理由，并讨论了检查结果及随访	

提出了哪些健康维护的建议：	是	不确定	健康维护建议	评语
	☐	不确定	使用预防性药物治疗（氟替卡松）	
	☐	不确定	其他：________________	

咨询（人和 Tx）	未完成	部分完成	充分完成	评语
和你一起回顾计划	没有对会面和计划进行总结	回顾了计划但是没有评估配合能力和依从性	回顾了计划并且评估配合能力和依从性	
询问你是否还有问题	没有询问	询问了但态度敷衍，没有给予足够时间	有针对性地询问你是否还有问题	
为随访及与医生进一步接触提供信息	没有提及	提及了随访但不具体	特别说明了随访的具体安排，包括时间和人员	
帮助你了解如何熟悉该诊所，以便下一步诊疗时能更顺利	没有帮助你熟悉该诊所	就下一步的诊疗（如验血）对该诊所的运作进行了一些解释	对在该诊所中如何就医进行了全面的解释	

以病人为中心/病人满意度

住院医师…	未做	部分完成	充分完成	评语
回答或处理我的所有问题/担忧	只回答/处理了少数最核心的问题	回答/处理了许多我的问题/担忧	回答/处理了我所有问题/担忧	
关心我/尊重我	不尊重我	尊重我，但不关心我	尊重并关心我	
为我提供足够的信息	根本没提供多少信息	提供了一些信息但我仍有疑问	提供了所有我想要/需要的信息	
让你感觉时间充足（不匆忙）	没有足够的时间，见面很仓促	时间基本够用（见面有点赶）；感到时间有点紧	当时没有感到压力；不管有无压力，把绝大部分都谈完了	

调动病人积极性

这次会面…	未做	部分完成	充分完成	评语
这次会面帮助我理解了哮喘的本质和病因	没有帮我去弄明白	帮我明白了一些，但不是全部	帮我完全弄清楚了是怎么回事	
这次会面后，我了解了以后应如何管理我的哮喘（包括哮喘药物的机制和如何使用）	我没有学到关于哮喘的管理	我了解到了一些哮喘治疗的选择	我有了一份清晰的哮喘治疗和管理计划	
这次会面给了我信心，我能做到让哮喘不太会干扰我的生活	没有给我信心	帮我有更多的信心在生活中面对哮喘了	使我十分自信哮喘不会干扰我的生活	
因为这次会面，我有信心在面对一些新问题时找到解决方法	没有给我信心	使我增加了处理新问题的信心	使我十分自信可以应对新问题	

整体建议

你会向朋友或他/她的家庭成员推荐这位医生吗？

沟通/人际交流技巧？	不推荐	有保留地推荐	推荐	强力推荐
医疗能力？ 医学知识的应用	不推荐	有保留地推荐	推荐	强力推荐
专业素养？ 负责任、有礼貌、体贴和/或热情，有同情心	不推荐	有保留地推荐	推荐	强力推荐

当你的朋友需要基本医疗服务时你会向他推荐该诊所吗？

不推荐	有保留地推荐	推荐	极力推荐
请解释你的选择（任何你认为相关的事情都可评论，包括设施、工作人员、等候区及等候时间等）：			

察觉

你认为这位医师认出你是一位标准化病人了吗？

否	**是**	若选是，请解释原因

你在会面期间拿到了哪些资料？

有	**资料**
□	实验室检查单
□	健康教育宣传册/信息
□	联系方式
□	随访预约单
□	手写的便条，表格，说明
□	储雾罐或吸纳器
□	其他：______________

请按时间顺序描述会面时的活动和所花费的时间。

将该案例的时间轴划分为几个主要部分：病史采集（HG），体格检查（PE），哮喘和治疗药物咨询（ASTH），汇报导师（PRE），健康建议（HR）。按照会面时发生的顺序排列，尽你所能标示出每一部分内容在会面时所占的比例。如果会面时还涉及其他问题，请一并在时间轴上标注！

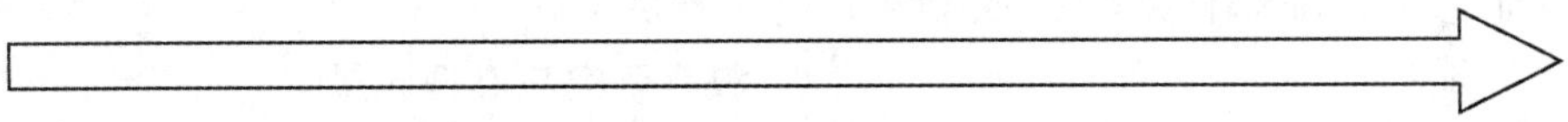

开始　　　　　　　　　　　　　　　　　　　　　　　　　　　　结束

在会面过程（或与会面相关）中发生过什么不同寻常或特别的事情吗？

整体评论（附加评价，影响你打分的因素等）

附录 P
其他资源

站点开发

- 搜索 MEDLINE（http://www.ncbi.nlm.nih.gov/pubmed）和互联网以获取描述 OSCE 和 OSCE 站点的文章。
- MedEdPortal（www.mededportal.org）提供了一个经过同行评议的免费教育资源集合，包括案例和 OSCE 站点。
- OSCE 考试准备用书（例如，Hurley 2005）和网站（例如，OSCE 之家 www.oscehome.com/）包含了站点实例。
- 考虑将非 OSCE 临床情景转换成 OSCE 案例。
- 标准化病人培训者协会（Association for Standardized Patient Educators，ASPE：www.aspeducators.org）包括一个含有站点开发资源的电子图书馆（部分资源仅限组织成员获取）。
- 专业论坛/博客：可能需要注册，但可以获得接触全球资源和专家的机会——SP-Trainer 是 ASPE 官方论坛（mailman2.u.washington.edu/mailman/listinfo/sp-trainer）；DR ED 是一个聚焦于医学教育的国际化论坛（list.msu.edu/cgi-bin/wa?A0=dr-ed）；eGroups of the Society 专注于模拟医学（www.ssih.org）。

SP 招募与培训

- 标准化病人培训者协会（ASPE）每年举行年会并颁发年度项目奖，还提供更多的资源（例如反馈培训、招募、多元文化的 SP 培训）。其网站（www.aspeducators.org）有一个可搜索目录，包括以下栏目：SP 使用概述；项目或方案评估；教学实践中的 SP；OSCE；测量工具；对其他 SP/SP 特殊人群的影响；计算机模拟及模型。
- Wallace（2007）为 SP 培训提供了优质的深度资源。

教育研究与心理测量

- 在大学的教育学系或心理学系寻找教育测量方面的课程。
- 美国医学院协会（Association of American Medical Colleges，AAMC）也会举办一些相关的培训项目，如他们的教务组（Group on Educational Affairs，GEA）进行的医学教育研究认证（Medical Education Research Certificate，MERC）（www.aamc.org/members/gea/merc）。
- 咨询成为国际医学教育和研究促进基金会（Foundation for Advancement of International Medical Education and Research，FAIMER：www.faimer.org）会员的机会。

参考文献

文章、报告、图书

Accreditation Council for Graduate Medical Education (ACGME) Outcomes Project and the American Board of Medical Specialties (ABMS) Joint Initiative. Toolbox of Assessment Methods. ACGME, ABMS, 2000.

Accreditation Council for Graduate Medical Education. ACGME Core Competencies. ACGME; 2001. Available online: www. acgme. org/acwebsite/RRC_280/280_corecomp. asp. Accessed 1 Apr 2012.

Aeder L, Altshuler L, Kachur EK, Barrett S, Hilfer A, Koepfer S, Schaeffer H, Shelov SP. The "Culture OSCE" —introducing a formative assessment into a postgraduate program. Educ Health. 2007; 20: 11.

Adamo G. Simulated and standardized patients in OSCEs: achievements and challenges 1992—2003. Med Teach. 2003; 25: 262-70.

Altshuler L, Kachur EK. A culture OSCE: teaching residents to bridge different worlds. Acad Med. 2001; 76: 514.

Altshuler L, Kachur E, Krinshpun S, Sullivan D. Genetics objective structured clinical exams at the Maimonides infants & Children's hospital of Brooklyn, New York. Acad Med. 2008; 83: 1088-93.

Anderson MB, Kassebaum DG. Proceedings of the AAMC consensus conference on the use of standardized patients in the teaching and evaluation of clinical skills. Acad Med. 1993; 68: 437-83.

Association of American Medical Colleges (AAMC) Medical School Objectives Project. Report I: Learning Objectives for Medical Student Education—Guidelines for Medical Schools. AAMC, 1998.

Barrows HS, Abrahamson S. The programmed patient: a technique for appraising student performance in clinical neurology. J Med Educ. 1964; 39: 802-5.

Boulet JR, De Champlain AF, McKinley DW. Setting defensible performance standards on OSCEs and standardized patient examinations. Med Teach. 2003; 25: 245-9.

Boulet JR, Smee SM, Dillon GF, Gimpel JR. The use of standardized patient assessments for certification and licensure decisions. Simul Healthc. 2009; 4: 35-42.

Bowen JL. Educational strategies to promote clinical diagnostic reasoning. N Engl J Med. 2006; 355: 2217-25.

Carney P, Ward D. Using unannounced standardized patients to assess the HIV preventive practices of family nurse practitioners and family physicians. Nurse Pract. 1998; 23 (2): 56-8. 63, 67-8 passim.

Casebeer L, Klapow J, Centor R. An intervention to increase physicians' use of adherence-enhancing strategies in managing hypercholesterolemic patients. Acad Med. 1999; 74: 1334-9.

Chander B, Kule R, Baiocco P, Chokhavatia S, Kotler D, Poles M, Zabar S, Gillespie C, Ark

T, Weinshel E. Teaching the competencies: using objective structured clinical encounters for gastroenterology fellows. Clin Gastroenterol Hepatol. 2009; 7: 509-14.

Cleland J, Arnold R, Chesser A. Failing fi nals is often a surprise for the student but not the teacher: identifying difficulties and supporting students with academic difficulties. Med Teach. 2005; 27: 504-8.

Culver J, Bowen D, Reynolds S, Pinsky LE, Press N, Burke W. Breast cancer risk communication: assessment of primary care physicians by standardized patients. Genet Med. 2009; 11: 735-41.

Cumming AD, Ross MT. Tuning Project (medicine) —learning outcomes/competences for undergraduate medical education in Europe. Edinburgh: The University of Edinburgh; 2008. Available online: www. tuning-medicine. com. Accessed 1 Apr 2012.

Croskerry P. The importance of cognitive errors in diagnosis and strategies to minimize them. Acad Med. 2003; 78: 775-80.

Downing SA, Tekian A, Yudkowsky R. Procedures for establishing defensible absolute passing scores on performance examinations in health professions education. Teach Learn Med. 2006; 18: 50-7.

Epstein R, Franks P, Shields CG, Meldrum SC, Miller KN, Campbell TL, Fiscella K. Patient-centered communication and diagnostic testing. Ann Fam Med. 2005; 3: 415-21.

Glassman P, Luck J, O'Gara E, Peabody J. Using standardized patients to measure quality: evidence from the literature and a prospective study. Jt Comm J Qual Improv. 2000; 26: 644-53.

Harden RM, Stevenson M, Downie WW, Wilson GM. Assessment of clinical competence using objective structured examination. Br Med J. 1975; 1: 447-51.

Harris G. New for aspiring doctors, the people skills test. The New York Times. 10 Jul 2011.

Hatchett P, Haun C, Goldenhar L. Training standardized patients to give feedback to medical trainees: The state of the art. ASPE Project Awards, 2004. Available online at: www. aspeducators. org/aspeproject-awards. php. Accessed 1 Apr 2012.

Hauer KE, Ciccone A, Henzel TR, Katsufrakis P, Miller SH, Norcross WA, Papadakis MA, Irby DM. Remediation of the de fi ciencies of physicians across the continuum from medical school to practice: a thematic review of the literature. Acad Med. 2009; 84: 1822-32.

Hodges B. The objective structured clinical examination: a socio-history. Koeln, Germany: LAP Lambert Academic Publishing; 2009.

Hodges B, McIlroy JH. Analytic global OSCE ratings are sensitive to level of training. Med Educ. 2003; 37 (11): 1012-6.

Hurley KF. OSCE and clinical skills handbook. Toronto, ON: Elsevier Health Sciences; 2005.

Institute of Medicine (IOM) Board on Health Care Services Committee on the Health Professions Summit. In: Greiner A, Knebel E, editors. Health professions education: a bridge to quality. National Academies Press, 2003. Available online at: www. iom. edu/Reports/2003/Health-Professions-Education-A-Bridge-to-Quality. aspx. Accessed 1 Apr 2012.

Jefferies A, Simmons B, Tabak D, McIlroy JH, Lee KS, Roukema H, Skidmore M. Using an objective structured clinical examination (OSCE) to assess multiple physician competencies in postgraduate training. Med Teach. 2007; 29: 183-91.

Kachur E. OSCEs in the US. In: Otaki J, editor. Theory and practice of the OSCE. Tokyo: Shinohara Shuppan Shinsha; 2007. p. 204-17 [Japanese].

Kachur EK, Green S, Dennis C. Written comments on Objective Structured Clinical Exam (OSCE) rating forms: an exploratory study. Teach Learn Med. 1990; 2: 225-31.

Kalet A, Earp JA, Kowlowitz V. How well do faculty evaluate the interviewing skills of medical students? J Gen Intern Med. 1992; 7 (5): 499-505.

Kilminster S, Roberts T. Standard setting for OSCEs: trial of borderline approach. Adv Health Sci Educ Theory Pract. 2004; 9: 201-9.

Kogan J, Holmboe E, Hauer K. Tools for direct observation and assessment of clinical skills of medical trainees: a systematic review. JAMA. 2009; 302: 1316-26.

Krumer A, Muijijens A, Jansen K, Dusman H, Tan L, van der Vleuten C. Comparison of a rational and an empirical standard setting procedure for an OSCE. Med Educ. 2003; 37: 132-9.

Lamont CT, Hennen BK. The use of simulated patients in a certification examination in family medicine. J Med Educ. 1972; 47: 789-95.

Morrison LJ, Barrows HS. Educational impact of the Macy Consortia: regional development of clinical practice examinations. Final report of the EMPAC Project, 1998.

Newble DI, Hoare J, Sheldrake PF. The selection and training of examiners for clinical examinations. Med Educ. 1980; 14: 345-9.

Norcini J, Anderson B, Bollela V, Burch V, Costa MJ, Duvivier R, Galbraith R, Hays R, Kent A, Perrott V, Roberts T. Criteria for good assessment: consensus statement and recommendations from the Ottawa 2010 conference. Med Teach. 2011; 33: 206-14.

Ozuah P, Reznik M. Residents' asthma communication skills in announced versus unannounced standardized patient exercises. Ambul Pediatr. 2007; 7: 445-8.

Ozuah P, Reznik M. Using unannounced standardized patients to assess residents' competency in asthma severity classification. Ambul Pediatr. 2008a; 8: 139-42.

Ozuah P, Reznik M. Using unannounced standardized patients to assess residents' professionalism. Med Educ. 2008b; 42: 532-43.

Parish SJ, Ramaswamy M, Stein MR, Kachur EK, Arnsten JH. Teaching about substance abuse with Objective Structured Clinical Exams. J Gen Intern Med. 2006; 21: 453-9.

Peabody J, Luck J, Glassman P, Dresselhaus TR, Lee M. Comparison of vignettes, standardized patients, and chart abstraction: a prospective validation study of 3 methods for measuring quality. JAMA. 2000; 283: 1715-22.

Peabody J, Luck J, Jain S, Bertenthal D, Glassman P. Assessing the accuracy of administrative data in health information systems. Med Care. 2004; 42: 1066-72.

Petrusa ER, Guckian JC, Perkowski LC. A multiple station objective clinical evaluation. Res Med Educ. 1984; 23: 211-6.

Pinsky L, Wipf J. A picture is worth a thousand words: practical use of videotape in teaching. J Gen Intern Med. 2000; 15: 805-10.

Poenaru D, Morales D, Richards A, O'Connor HM. Running an objective structured clinical examination on a shoestring budget. Am J Surg. 1997; 173: 538-41.

Quirk M. Intuition and metacognition in medical education: keys to developing expertise. New York: Springer; 2006.

Rethans J, Gorter S, Bokken L, Morrison L. Unannounced standardized patients in real practice: a systematic literature review. Med Educ. 2007; 41: 537-49.

Reznick RK, Smee S, Baumber JS, Cohen R, Rothman A, Blackmore D, Berard M. Guidelines for estimating the real cost of an objective structured clinical examination. Acad Med. 1993; 68: 513-7.

Sadler DR. Interpretations of criteria-based assessment and grading in higher education. Asses

Eval High Educ. 2005；30：175-94.

Sayer M，Chaput de Saintonge M，Evans D，Wood D. Support for students with academic difficulties. Med Educ. 2002；36：643-50.

Schwartz RW，Witzke DB，Donnelly MB，Stratton T，Blue AV，Sloan DA. Assessing residents' clinical performance：cumulative results of a four-year study with the Objective Structured Clinical Examination. Surgery. 1998；124：307-12.

Segal SS，Giordani B，Gillum LH，Johnson N. The academic support program at the University of Michigan School of Medicine. Acad Med. 1999；74：383-5.

Shah R，Edgar D，Evans B. Measuring clinical practice. Ophthalmic Physiol Opt. 2007；27：113-25.

Silverman J，Kurtz S，Draper JH. Skills for communicating with patients. 2nd ed. Oxford，UK：Radcliffe Publishing；2005.

Stillman PL，Brown D，Red fi eld D，Sabers D. Construct validation of the Arizona Clinical Interviewing Rating Scale. Educ Psychol Meas. 1977；37：1031-78.

Sutnick AI，Stillman PL，Norcini JJ，Friedman M，Regan MB，Williams RG，Kachur EK，Haggerty MA，Wilson MP. ECFMG assessment of clinical competence of graduates of foreign medical schools. JAMA. 1993；270：1041-5.

Tamblyn RM，Klass DJ，Schnabl GK，Kopelow ML. The accuracy of standardized patient presentation. Med Educ. 1991；25：100-9.

Wallace P. Coaching standardized patients for Use in the assessment of clinical competence. New York：Springer；2007.

Wayne State School of Medicine Standardized Patient Program. Case Development Blueprint. Wayne State School of Medicine，2011.

Yedidia M，Gillespie C，Kachur E，Schwartz M，Ockene J，Chepaitis A，Snyder C，Lazare A，Lipkin Jr M. Effect of communications training on medical student performance. JAMA. 2003；290：1157-65.

Zabar S，Ark T，Gillespie C，Hsieh A，Kalet A，Kachur E，Manko J，Regan L. Can unannounced standardized patients assess professionalism and communication skills in the emergency department? Acad Emerg Med. 2009；16：915-8.

Zabar S，Hanley K，Kachur E，Stevens D，Schwartz MD，Pearlman E，Adams J，Felix K，Lipkin Jr M，Kalet A. "Oh! She doesn't speak English!" Assessing resident competence in managing linguistic and cultural barriers. J Gen Intern Med. 2006；21：510-3.

Zabar S，Hanley K，Stevens D，Kalet A，Schwartz M，Pearlman E，Brenner J，Kachur EK，Lipkin M. Measuring the competence of residents as teachers. J Gen Intern Med. 2004；19（5 Pt 2）：530-3.

网站

American Association of Colleges of Osteopathic Medicine（AECOM）. www. aacom. org. Accessed 1 Apr 2012

Association of American Medical Colleges（AAMC）. www. aamc. org. Accessed 1 Apr 2012

Association of Standardized Patient Educators（ASPE）. www. aspedu cators. org. Accessed 1 Apr 2012

Centers for Disease Control（CDC）. Epi Info 7. wwwn. cdc. gov/epiinfo. Accessed 1 Apr 2012

The College of Family Physicians of Canada. Family Medicine Examination. www. cfpc. ca/FMExam/. Accessed 1 Apr 2012

Federation of State Medical Boards（FSMB）and the National Board of Medical Examiners（NBME）. United States Medical Licensing Examination-Step 2 CS（Clinical Skills）. www. usmle. org/step-2-cs/. Accessed 1 Apr 2012

Foundation for Advancement of International Medical Education and Research (FAIMER). www. faimer. org. Accessed 1 Apr 2012

Medical Council of Canada (MCC). Qualifying Examination Part II. www. mcc. ca/en/exams/qe2/. Accessed 1 Apr 2012

MedEdPORTAL. www. mededportal. org. Accessed 1 Apr 2012

MedInfo Consulting. OSCE Home. www. oscehome. com. Accessed 1 Apr 2012

National Board of Medical Examiners (NBME). www. nbme. org. Accessed 1 Apr 2012

National Board of Osteopathic Medical Examiners (NBOME). COMPLEX L2-PE FAQ and Information. www. nbome. org/comlexpe. asp? m = can Accessed 1 Apr 2012.

Royal College of Physicians and Surgeons of Canada. The CanMEDS 2005 Physician Competency Framework. http://rcpsc. medical. org/canmeds/CanMEDS2005/. Accessed 1 Apr 2012

Society for Simulation in Healthcare (SSH). www. ssih. org. Accessed 1 Apr 2012

U. S. Department of Education. Family Educational Rights and Privacy Act. www2. ed. gov/policy/gen/guid/fpco/ferpa/index. html. Accessed 1 Apr 2012

U. S. Department of Health & Human Services. Understanding Health Information Privacy. www. hhs. gov/ocr/privacy/hipaa/understanding/index. html. Accessed 1 Apr 2012

Vroman Systems, Inc. FormSite. www. formsite. com. Accessed 1 Apr 2012